全国高职高专临床医学专业"十三五"规划教材

（供临床医学、预防医学、口腔医学、护理、助产专业用）

U0267155

医学文献检索

主　编　黄　海

副主编　李跃军　吕润宏　刘方方　陈建树

编　者　（以姓氏笔画为序）

王玉静（山东医药技师学院）

王新峰（济南护理职业学院）

吕润宏（漯河医学高等专科学校）

刘　研（辽宁医药职业学院）

刘方方（重庆三峡医药高等专科学校）

李跃军（益阳医学高等专科学校）

陈建树（红河卫生职业学院）

易　娟（长沙卫生职业学院）

黄　海（江苏医药职业学院）

黄先涛（河北北方学院）

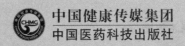

中国健康传媒集团

中国医药科技出版社

内容提要

本教材为"全国高职高专临床医学专业'十三五'规划教材"之一，是根据全套教材编写的指导思想和要求以及《医学文献检索》教学大纲的基本要求和课程特点编写而成。其内容包括文献检索基础、中文医学信息检索、外文医学信息检索、其他文献检索四个模块，每个模块设定若干实际检索项目，每个项目再由若干个具体检索任务组成。

本教材突出基本知识和方法，着重介绍网络数据库和 Internet 信息检索与利用方面的知识。从实用角度出发，重点讨论常用的文献资源的利用，比如中文文献数据库就重点讨论 CNKI 的检索方法，而对于不太常用的资源则以一般介绍为主。另外，对文献信息的分析和利用、学术论文和综述的写作、特种文献的利用也作了详细介绍。教材内容丰富、针对性强，强调理论联系实际，具有深入浅出、简明扼要等特点。本教材为书网融合教材，即纸质教材有机融合电子教材、教学配套资源、题库系统、数字化教学服务（在线教学、在线作业、在线考试）。

本教材可供高职高专临床医学、预防医学、口腔医学、护理、助产各专业师生使用。

图书在版编目（CIP）数据

医学文献检索 / 黄海主编 . —北京：中国医药科技出版社，2018.8

全国高职高专临床医学专业"十三五"规划教材

ISBN 978 - 7 - 5214 - 0123 - 3

Ⅰ. ①医…　Ⅱ. ①黄…　Ⅲ. ①医学文献 - 信息检索 - 高等职业教育 - 教材　Ⅳ. ①R - 058

中国版本图书馆 CIP 数据核字（2018）第 060852 号

美术编辑　陈君杞
版式设计　麦和文化

出版　**中国健康传媒集团** | 中国医药科技出版社
地址　北京市海淀区文慧园北路甲 22 号
邮编　100082
电话　发行：010 - 62227427　邮购：010 - 62236938
网址　www.cmstp.com
规格　889 × 1194mm ¹⁄₁₆
印张　8 ¹⁄₂
字数　181 千字
版次　2018 年 8 月第 1 版
印次　2021 年 1 月第 5 次印刷
印刷　三河市航远印刷有限公司
经销　全国各地新华书店
书号　ISBN 978 - 7 - 5214 - 0123 - 3
定价　**28.00** 元

版权所有　盗版必究

举报电话：010 - 62228771

本社图书如存在印装质量问题请与本社联系调换

获取新书信息、投稿、为图书纠错，请扫码联系我们。

数字化教材编委会

主　编　黄　海
副主编　李跃军　吕润宏　刘方方　陈建树
编　者　（以姓氏笔画为序）
　　　　王玉静（山东医药技师学院）
　　　　王新峰（济南护理职业学院）
　　　　吕润宏（漯河医学高等专科学校）
　　　　刘　研（辽宁医药职业学院）
　　　　刘方方（重庆三峡医药高等专科学校）
　　　　李跃军（益阳医学高等专科学校）
　　　　张　琳（重庆三峡医药高等专科学校）
　　　　陈建树（红河卫生职业学院）
　　　　易　娟（长沙卫生职业学院）
　　　　黄　海（江苏医药职业学院）
　　　　黄先涛（河北北方学院）

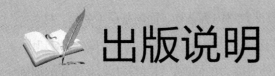

出版说明

　　为贯彻落实国务院办公厅《关于深化医教协同进一步推进医学教育改革与发展的意见》(〔2017〕63号)等有关文件精神,不断推动职业教育教学改革,推进信息技术与医学教育融合,加强医学人才培养,使职业教育切实对接岗位需求,教材内容与形式及呈现方式更加切合现代职业教育需求,适应"3+2"等多种临床医学专科教育人才培养模式改革要求,大力提升临床医学人才培养水平和教育教学质量,培养满足基层医疗卫生服务要求的临床医学专业人才,在教育部、国家卫生健康委员会、国家药品监督管理局的支持下,在本套教材建设指导委员会和评审委员会顾问、华中科技大学同济医学院文历阳教授,主任委员、厦门医学院王斌教授等专家的指导和顶层设计下,中国健康传媒集团·中国医药科技出版社组织全国80余所以高职高专院校及其附属医疗机构为主体的,近300名专家、教师历时近1年精心编撰了"全国高职高专临床医学专业'十三五'规划教材",该套教材即将付梓出版。

　　本套教材包括高职高专临床医学专业理论课程主干教材共计20门,主要供全国高职高专临床医学专业教学使用,也可供预防医学、口腔医学等专业教学使用。

　　本套教材定位清晰、特色鲜明,主要体现在以下方面。

一、紧扣培养目标,满足培养基层医生需要

　　本套教材的编写,始终坚持"去学科、从目标"的指导思想,淡化学科意识,遵从高职高专临床医学专业培养目标要求,对接职业标准和岗位要求,培养从事基层医疗卫生服务工作(预防、保健、诊断、治疗、康复、健康管理)的高素质实用型医学专门人才,并适应"3+2"等多种临床医学专科教育人才培养模式改革要求。教材内容从理论知识的深度、广度和技术操作、技能训练等方面充分体现了上述要求,特色鲜明。

二、密切联系应用,强化培养岗位胜任能力

　　本套教材理论知识、方法、技术等与基层医疗卫生服务实际紧密联系,体现教材的先进性和适用性,满足"早临床、多临床、反复临床"的培养要求。教材正文中插入编写模块(课堂互动、案例讨论等),起到边读边想、边读边悟、边读边练,做到理论知识与基层医疗实践应用结合,为学生"早临床、多临床、

反复临床"创造学习条件，提升岗位胜任能力。

三、人文融合医学，注重培养人文关怀素养

本套教材公共基础课、医学基础课、临床专业课、人文社科课教材内容选择，面向基层（乡镇、村）、全科导向（全科医疗、全民健康），紧紧围绕基层医生岗位（基本医疗卫生服务、基本公共卫生服务）对知识、能力和素养的基本要求。在强化培养学生病情观察能力和应急处置能力的同时，注重学生职业素养的训练和养成，体现人文关怀。

四、对接考纲，满足医师资格考试要求

本套教材中，涉及执业助理医师资格考试相关课程教材的内容紧密对接执业助理医师资格考试大纲，并插入了执业助理医师资格考试"考点提示"，有助于学生复习考试，提升考试通过率。

五、书网融合，使教与学更便捷、更轻松

全套教材为书网融合教材，即纸质教材与数字教材、配套教学资源、题库系统、数字化教学服务有机融合。通过"一书一码"的强关联，为读者提供全免费增值服务。按教材封底的提示激活教材后，读者可通过 PC、手机阅读电子教材和配套课程资源（PPT、微课、视频、动画、图片、文本等），并可在线进行同步练习，实时反馈答案和解析。同时，读者也可以直接扫描书中二维码，阅读与教材内容关联的课程资源（"扫码学一学"，轻松学习 PPT 课件；"扫码看一看"，即刻浏览微课、视频等教学资源；"扫码练一练"，随时做题检测学习效果），从而丰富学习体验，使学习更便捷。教师可通过 PC 在线创建课程，与学生互动，开展在线课程内容定制、布置和批改作业、在线组织考试、讨论与答疑等教学活动；学生通过PC、手机均可实现在线作业、在线考试，提升学习效率，使教与学更轻松。此外，平台尚有数据分析、教学诊断等功能，可为教学研究与管理提供技术和数据支撑。

编写出版本套高质量教材，得到了全国知名专家的精心指导和各有关院校领导与编者的大力支持，在此一并表示衷心感谢。出版发行本套教材，希望受到广大师生欢迎，并在教学中积极使用本套教材和提出宝贵意见，以便修订完善。让我们共同打造精品教材，为促进我国高职高专临床医学专业教育教学改革和人才培养做出积极贡献。

中国医药科技出版社

2018 年 5 月

全国高职高专临床医学专业"十三五"规划教材

建设指导委员会

顾　　　问　　文历阳（华中科技大学同济医学院）

主 任 委 员　　王　斌（厦门医学院）

副主任委员　　（以姓氏笔画为序）

　　　　　　　王柳行（吉林医药学院）

　　　　　　　乔学斌（江苏医药职业学院）

　　　　　　　刘柏炎（益阳医学高等专科学校）

　　　　　　　许有华（天津医学高等专科学校）

　　　　　　　李卫平（安庆医药高等专科学校）

　　　　　　　岳应权（遵义医药高等专科学校）

　　　　　　　岳淑英（山东医学高等专科学校）

　　　　　　　周建军（重庆三峡医药高等专科学校）

　　　　　　　赵志军（漯河医学高等专科学校）

　　　　　　　昝雪峰（楚雄医药高等专科学校）

委　　　员　　（以姓氏笔画为序）

　　　　　　　王　辉（江苏医药职业学院）

　　　　　　　王建国（漯河医学高等专科学校）

　　　　　　　邓　山（遵义医药高等专科学校）

　　　　　　　史卫红（江苏医药职业学院）

　　　　　　　刘　奉（重庆三峡医药高等专科学校）

刘圆月（益阳医学高等专科学校）

江秀娟（重庆三峡医药高等专科学校）

孙　静（漯河医学高等专科学校）

苏衍萍［山东第一医科大学（山东省医学科学院）］

杨林娴（楚雄医药高等专科学校）

杨留才（江苏医药职业学院）

杨智昉（上海健康医学院）

李士根（济宁医学院）

李济平（安庆医药高等专科学校）

张加林（楚雄医药高等专科学校）

张兴平（毕节医学高等专科学校）

张爱荣（安庆医药高等专科学校）

陈云华（长沙卫生职业学院）

罗红波（遵义医药高等专科学校）

周少林（江苏医药职业学院）

周鸿艳（厦门医学院）

庞　津（天津医学高等专科学校）

郝军燕（江苏医药职业学院）

秦红兵（江苏医药职业学院）

徐宛玲（漯河医学高等专科学校）

海宇修（曲靖医学高等专科学校）

黄　海（江苏医药职业学院）

崔明辰（漯河医学高等专科学校）

康红钰（漯河医学高等专科学校）

商战平［山东第一医科大学（山东省医学科学院）］

韩中保（江苏医药职业学院）

韩扣兰（江苏医药职业学院）

蔡晓霞（红河卫生职业学院）

全国高职高专临床医学专业"十三五"规划教材

评审委员会

顾　　问　文历阳（华中科技大学同济医学院）

主任委员　王　斌（厦门医学院）

副主任委员　（以姓氏笔画为序）

王福青（漯河医学高等专科学校）

刘　毅（益阳医学高等专科学校）

金连海（吉林医药学院）

胡旭琴（遵义医药高等专科学校）

胡忠亚（安庆医药高等专科学校）

委　　员　（以姓氏笔画为序）

许有华（天津医学高等专科学校）

吴彩琴（许昌学院）

肖智勇（重庆三峡医药高等专科学校）

张亚铭（安徽省安庆市立医院）

潘雪梅（遵义医药高等专科学校）

前言

我们身处在一个信息时代，信息素养对于大学生不可或缺。尤其对于医学生来说，医学的新概念、新技术、新材料、新药品、新器械、新疗法等层出不穷，唯有充分掌握信息获取、鉴别和利用的方法，才能在科技发展的大潮中不断更新知识，紧跟时代发展。所以《医学文献检索》作为一门培养医学生信息意识、掌握信息检索技能的科学方法课，受到越来越多医学院校的重视，被列为必修课或选修课。

《医学文献检索》是在医学文献信息加工的有序化、组织存储的规范化基础上，获取、分析、整理、评价和有效利用文献信息的一门课程。本门课程的主要任务是使学生了解检索原理以及检索相关基本概念，学会分析课题与合理选择检索工具，熟练掌握各种不同类型的文献信息的检索技能。对于临床医学专业和其他相关医学专业的学生来说，本门课程也可以培养学生的自学能力和独立研究的能力。

随着互联网的快速发展，各种医学信息资源建设也日新月异。相形之下，相关教材的建设就显得有些滞后。本教材是以"适用且好用"为目标，并能适应学生的知识水平和认知能力，以"做中学，学中做"为特色，将"工学结合"的理念融入其中，以"项目引领，任务驱动"的模式鼓励学生多动手，多实践。项目任务尽量贴近学生的专业内容，"在应用中学习，在学习中应用"，既利用专业的实例激发学生的学习兴趣，也能帮助他们利用学会的检索技能助益专业的学习。本教材为书网融合教材，即纸质教材有机融合电子教材、教学配套资源、题库系统、数字化教学服务（在线教学、在线作业、在线考试）。

本教材共分四个模块，模块一由陈建树、刘研、李跃军编写；模块二由吕润宏、王玉静、黄海编写；模块三由易娟、黄海编写；模块四由王新峰、刘方方、黄先涛编写。

本教材需要在教学实践中接受检验，不断充实和改进，才能逐渐成熟和完善。限于编者水平，编写时间仓促，书中难免存在疏漏或不妥之处，请读者给予批评指正！

编 者

2018 年 3 月

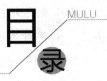

模块一　文献检索基础

模块二　中文医学信息检索

模块三　外文医学信息检索

模块四　　其他文献检索

| 模块一 |
文献检索基础

扫码"学一学"

学习目标

1. **掌握** 信息、知识、情报、文献的概念，文献信息检索的概念，检索方法。
2. **熟悉** 获取信息的一般过程，文献信息检索的意义。
3. **了解** 文献信息检索的途径。

项目一　获取信息的途径和一般过程

知识准备

一、信息、知识、情报、文献及其关系

（一）信息

信息是人们对客观存在的一切事物的反映。所以它是一种十分广泛的概念，在自然界、人类社会以及人类思维活动中普遍存在。因此，信息也可以定义为：生物以及具有自动控制功能的系统，通过感觉器官或者相应的设备与外界进行交换的一切内容。

"信息论之父"克劳德·艾尔伍德·香农（Claude Elwood Shannon）认为，信息就是用来消除不确定的东西。通信后接收者获取的信息在数量上等于通信前后"不确定性"的消除量。这就是信息论中度量信息的基本观点。

信息有六大特征：客观性、普遍性、载体依附性、共享性、价值性、时效性。

（二）知识

知识是人类社会实践经验和认识的总结，是人的主观世界对于客观世界的概括和如实反映。知识是人类通过信息对自然界、人类社会以及思维方式与运动规律的认识，是人的大脑通过思维加工、重新组合的系统化信息的集合。因此，人类不仅要通过信息感知世界，认识和改造世界，而且要将所获得的部分信息升华为知识。也就是人们在认识和改造世界的过程中，对信息认知的那部分内容就是知识，可见知识是信息的一部分。知识也是人类在实践中认识客观世界（包括人类自身）的成果，它包括事实、信息的描述或在教育和实践中获得的技能。知识是人类对从各个途径中获得的信息，经过提升总结与凝练的系统的认识。

（三）情报

情报是指人们为一定的目的而收集的有使用价值的知识和信息。国内外学术界对情报众说纷纭，但大家的基本共识为：情报是指传递着有特定效用的知识。因此，情报的三个基本属性是：知识性、传递性和效用性。

情报的知识性：人们在生产和生活活动中，通过各种媒介手段（书刊、广播、会议、参观等），随时都在接收、传递和利用大量的感性和理性知识。这些知识中就包含着人们所需要的情报。情报的本质必须是知识，没有一定的知识内容，就不能成为情报。

情报的传递性：知识要变成情报，还必须经过运动。人们的脑海中或任何文献上无论储

存或记载着多少丰富的知识，如果不进行传递交流，人们无法知道其是否存在，就不能成为情报。情报的传递性表明情报必须借助一定的物质形式才能传递和利用。如声波、电波、印刷品等都是传递情报的物质形式。情报必须通过一定的传递手段把情报源的有关情报传递给情报的接收者，才能被利用，才能发挥其价值。因此，知识必须经过传递才能成为情报。

情报的效用性：运动着的知识也不都是情报，只有那些能够被利用的运动的知识才可称之为情报。例如，每天通过广播传递的大量信息，是典型的运动的知识。但对大多数人来说，这些广播内容只是消息，而只有少数人利用广播的内容增加了知识或解决了问题，对这部分人可将其称为情报。

（四）文献

文献是记录有知识的一切载体。即以文字、图像、公式、声音、视频、代码等手段，记录或描述有历史价值和研究价值的知识的一切物质载体。文献是知识的外在变化形式。文献四要素是文献信息、文献载体、符号系统和记录方式。文献信息是文献的内容，符号系统是信息的携带者，载体是符号赖以依附的"寄主"，而记录方式则是代表文献的符号进入载体的方法和过程，四要素缺乏任何一种都不可能形成文献。

根据文献内容、性质和加工情况可将文献区分为一次文献、二次文献、三次文献。

一次文献：是指作者以本人的研究成果为基本素材而创作或撰写的文献，不管创作时是否参考或引用了他人的著作，也不管该文献以何种物质形式出现，均属一次文献。大部分期刊上发表的文章和在科技会议上发表的论文均属一次文献。

二次文献：是指文献工作者对一次文献进行加工、提炼和压缩之后所得到的产物，是为了便于管理和利用一次文献而编辑、出版和累积起来的工具性文献。检索工具书和网上检索引擎是典型的二次文献。

三次文献：是指对有关的一次文献和二次文献进行广泛深入的分析研究、综合概括而成的产物。如大百科全书、辞典等。

也有研究者在以上分类基础上再加上零次文献，它是指未经过任何加工的原始文献，如实验记录、手稿、原始录音、原始录像、谈话记录等。零次文献在原始文献的保存、原始数据的核对、原始构思的核定（权利人）等方面有着重要的作用。

（五）四者之间的关系

由图1-1可见，知识是信息中的一部分，情报和文献是知识中的一部分，文献是知识的一种载体。文献不仅是情报传递的主要物质形式，也是吸收利用情报的主要手段。知识和信息是文献的实质内容。了解信息里包含的知识是人们利用信息的主要目的。文献与信息、知识和情报之间有密切的联系。信息、知识、情报必须固定在一定的载体上，形成文献后才能长期进行传递，文献是信息、知识和情报存储、传递和利用的重要形式。因此，文献检索有时又称为情报检索、知识检索或信息检索。

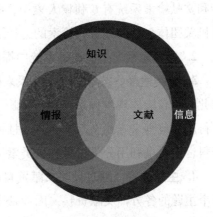

图1-1　信息、知识、情报、
文献关系图

二、文献信息检索

文献信息检索，常简称信息检索，是获取知识、信息的基本手段。如何有效、快速、准确地在信息海洋中找到人们所需要的信息，已是信息时代人们的重要需求，因而，信息检索技术在信息社会中发挥着越来越重要的作用。

（一）信息检索的含义

信息检索是指根据学习和工作的需要获取信息的过程。随着现代网络技术的发展，信息检索更多是通过计算机技术来完成。

信息检索有广义和狭义之分。广义的信息检索全称为"信息存储与检索"，是指将信息按一定的方式组织和存储起来，并根据用户的需要找出有关信息的过程。狭义的信息检索为"信息存储与检索"的后半部分，通常称为"信息查找"或"信息搜索"，是指从信息集合中找出用户所需要的有关信息的过程。狭义的信息检索包括三方面的含义：了解用户的信息需求、信息检索的技术或方法、满足信息用户的需求。

信息的存储是实现信息检索的基础。这里要存储的信息不仅包括原始文档数据，还包括图片、视频和音频等，首先要将这些原始信息进行计算机语言的转换，并将其存储在数据库中，否则无法进行机器识别。待用户根据意图输入查询请求后，检索系统根据用户的查询请求在数据库中搜索与查询相关的信息，通过一定的匹配机制计算出信息的相似度大小，并按从大到小的顺序将信息转换输出。

（二）信息检索的意义

信息检索能使现有文献资源得到有效利用，是实现文献信息资源最大价值的有效手段。是获取新知识的捷径，可节省研究人员的时间。全面地掌握有关的必要信息，有助于增强决策的科学性，是促进社会进步和经济发展的重要方法，是提高科研人员信息素养的有效途径。

（三）信息检索的途径

信息检索途径是指信息检索的入口和路径。根据信息、文献的特征，可以从不同角度和检索点进行检索。各类检索工具或文献数据库通常包括以下各种检索途径。

1. 著者途径 许多检索系统备有著者索引、机构（机构著者或著者所在机构）索引，专利文献检索系统有专利权人索引，利用这些索引从著者、编者、译者、专利权人的姓名或机关团体名称字顺进行检索的途径统称为著者途径。

2. 题名途径 一些检索系统中提供按题名字顺检索的途径，如书名目录和刊名目录。

3. 分类途径 按学科分类体系来检索文献。这一途径是以知识体系为中心分类排检的，因此，比较能体现学科系统性，反映学科与事物的隶属、派生与平行的关系，便于我们从学科所属范围来查找文献资料，并且可以起到"触类旁通"的作用。从分类途经检索文献资料，主要是利用分类目录和分类索引。

4. 主题途径 通过反映文献资料内容的主题词来检索文献。由于主题途径能集中反映一个主题的各方面文献资料，因而便于读者对某一问题、某一事物和对象作全面系统的专题性研究。我们通过主题目录或索引，即可查到同一主题的各方面文献资料。

5. 引文途径 文献所附参考文献或引用文献，是文献的外表特征之一。利用这种引文而编制的索引系统，称为引文索引系统；它提供从被引论文去检索引用论文的一种途径，称为引文途径。

6. 序号途径　有些文献有特定的序号，如专利号、报告号、合同号、标准号、国际标准书号和刊号等。文献序号对于识别一定的文献，具有明确、简短、唯一性特点。依此编成的各种序号索引可以提供按序号自身顺序检索文献信息的途径。

7. 代码途径　利用事物的某种代码编成的索引，如分子式索引、环系索引等，可以从特定代码顺序进行检索。

8. 专门项目途径　从文献信息所包含的或有关的名词术语、地名、人名、机构名、商品名、生物属名、年代等的特定顺序进行检索，可以解决某些特别的问题。

（四）计算机信息检索

以计算机技术为手段，通过光盘、互联网和云存储等现代检索方式进行信息检索的方法。与手工检索相比，计算机信息检索具有信息量大、速度快、检索形式灵活等特点。与手工检索一样，计算机信息检索应作为未来科技人员的一项基本功，这一能力的训练和培养对科技人员适应未来社会和跨世纪科研都极其重要，一个善于从电子信息系统中获取文献的科研人员，必定比不具备这一能力的人有更多的成功机会。有媒体将交互网络检索专家作为未来十大热门职业之一，这些情况都说明了计算机信息检索越来越重要，故值得大家对这一技术予以重视。

任务一　利用搜索引擎获取信息

一、任务描述

本任务要求大家通过搜索引擎（百度、搜狗、360 搜索等）的应用，了解获取普通医药相关信息的方法。下面的操作以百度为例，搜索"合理使用抗生素"相关结果，其他搜索引擎的使用方法与其类似。

二、操作步骤

1. 打开浏览器，在地址栏输入"www. baidu. com"，进入百度主页。

2. 在百度页面的搜索框输入：合理使用抗生素。

3. 点击"百度一下"，获得搜索结果。

4. 选择你认为有用的条目，就能看到关于"合理使用抗生素"的各种描述。

5. 整理一下，我们就可以了解合理使用抗生素的基本原则，避免滥用抗生素。

6. 除了利用网络搜索引擎，大家可以发现还有网络、电视、书籍、报刊、杂志、医药从业人员、医药网站等各种方法可以获取相关信息。

任务二　利用图书馆获取信息

一、任务描述

获取"合理使用抗生素"的信息的途径有很多。除了利用搜索引擎，还有很多，比如利用图书馆的纸质书籍，也可以利用电子书籍等。请同学们去图书馆查找一本名为《合理用药》的书籍，然后再使用网络搜索引擎查找《合理用药》的电子书或相关文档。比较载体的异同和不同的查找方法。

二、操作步骤

1. 利用图书馆的索引，找到《合理用药》的中国图书馆分类号，通过中国图书馆分类号找到该书所在的书架及其位置，通过借阅途径获取该书。

2. 在百度页面的搜索框输入："合理用药"。点击"百度一下"，获得搜索结果，在搜索结果条目中查看所需的合理用药资料。再试试输入"合理用药电子书"或者"合理用药txt"。

3. 小结一下，我们会发现从图书馆获取书籍和通过网络搜索获得资料，检索方法是不一样的。同样使用网络搜索，输入的关键词不同，搜索到的内容也是不同的。

知识链接

文献的类型

按照载体分为：印刷型、缩微型、计算机阅读型和声像型。

印刷型：是文献的最基本方式，包括铅印、油印、胶印、石印等各种资料。优点是可直接、方便地阅读。

缩微型：是以感光材料为载体的文献，又可分为缩微胶卷和缩微平片，优点是体积小、便于保存、转移和传递。但阅读时须用阅读器。

计算机阅读型：是一种最新形式的载体。它主要通过编码和程序设计，把文献变成符号和机器语言，输入计算机，存储在磁带或磁盘上，阅读时，再由计算机输出，它能存储大量情报，可按任何形式组织这些情报，并能以极快的速度从中取出所需的情报。电子图书即属于这种类型。

声像型：又称直感型或视听型，是以声音和图像形式记录在载体上的文献，如唱片、录音带、录像带、科技电影、幻灯片等。

根据不同出版形式及内容，可以分为：图书、连续性出版物、特种文献。

图书：凡篇幅达到48页以上并构成一个书目单元的文献称为图书。

连续性出版物：包含期刊（其中含有核心期刊）、报纸、年度出版物。

特种文献：专利文献、标准文献、学位论文、科技报告、会议文献、政府出版物、档案资料、产品资料。

任务三 信息检索的通用方法

一、任务描述

获取信息的方法虽然有很多种，但是随着互联网的兴起，人们越来越依赖方便快捷的网络信息检索。本任务要求大家通过网络搜索了解网络信息检索的通用方法。

二、操作步骤

1. 通过搜索引擎搜索"检索的方法"。

2. 浏览相关文档，总结检索方法有哪些。

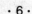

知识链接

信息检索的主要方法

1. 直接检索法 是指通过浏览、查阅文献原文而获取所需文献信息的方法。

2. 间接检索法 是借助检索工具获取所需文献的方法，包括顺查法、倒查法和抽查法。

3. 追溯检索法 也叫扩展法、追踪法。不是利用确定的检索工具，而是利用已知文献的某种指引，如文献附的参考文献、有关注释、辅助索引、附录等，追踪查找文献。

任务四 信息检索的一般过程

一、任务描述

获取信息的最终目的是通过对所得信息的整理、分析、归纳和总结，根据自己学习、研究过程中的思考和思路，将各种信息进行重组，创造出新的知识和信息，从而达到信息激活和增值的目的。本任务是通过检索如何"合理使用抗生素"相关信息，掌握利用计算机信息检索技术帮我们快速有效地找出所需要信息的方法，并掌握信息检索的一般过程。

二、操作步骤

1. 分析研究课题，确定检索范围。合理使用抗生素，属于临床用药方面的知识，抗生素的种类繁多，本任务主要检索合理用药的相关原则和方法。

2. 选择检索工具，确定检索方法。根据需求，如果只是想粗略了解合理使用抗生素的信息，我们可以选择百度等通用网络搜索引擎来搜索。如果想获取更加专业的文章，也可以使用如 CNKI 等的工具来获得合理使用抗生素的信息。检索方法可以采用最简单的直接检索法。

3. 确定检索途径，构造检索式。本任务可以通过主题检索，检索式可以输入"抗生素＋合理用药"。

4. 评估检索结果，调整检索策略。观察初步的检索结果，看是否达到预期的检索目标。如果没有，则要调整检索策略，重新构建检索式，或者更换检索途径。也可以重新选择检索工具和检索方法，直至获取满意的检索结果。

5. 索取原始文献。索取原始文献是检索文献的最后一步。根据检索到的文献信息，了解文献收藏情况，一般由近及远，充分利用本单位本系统的收藏，就近借阅。如果有电子化的全文文档，则可以通过相关系统下载查阅。

以上即是检索的一般步骤，以后的各类检索都可参照此步骤进行。

知识拓展

查全率和查准率

查全率和查准率是检索效果评价的主要指标。

查全率：是衡量某一检索系统从文献集合中检出相关文献成功率的一项指标，即检出的相关文献与全部相关文献的百分比。查全率绝对值很难计算，只能根据数据库内容、数量来估算。

查全率 =（检索出的相关信息量/文献集合中相关信息总量）×100%

查准率：是衡量某一检索系统的信号噪声比的一种指标，即检出的相关文献与检出的全部文献的百分比。

查准率 =（检索出的相关信息量/检索出的信息总量）×100%

项目二　网络信息资源和数字图书馆

知识准备

网络信息资源是指以电子资源数据的形式，将文字、图像、声音、动画等多种形式的信息以二进制形式储存在光、磁等非印刷质的介质中，利用计算机通过网络进行发布、传递、储存的各类信息资源的总和。

一、搜索引擎

搜索引擎是指根据一定的策略、运用特定的计算机程序从互联网上搜集信息，在对信息进行组织和处理后，为用户提供检索服务，将用户检索相关的信息展示给用户的系统。比较常用的搜索引擎主要包括百度、搜狗搜索、360 搜索等。

（一）百度（http：//www. baidu. com）

百度是全球最大的中文搜索引擎、最大的中文网站（图 2-1）。百度是用户获取信息的最主要入口，用户可以在 PC、Pad、手机上访问百度主页，通过文字、语音、图像等多种交互方式瞬间找到所需要的信息和服务。

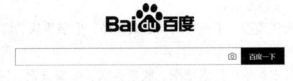

图 2-1　百度检索界面

百度为用户提供了多种特色服务，包括百度百科、百度知道、百度地图、百度文库等。

1. 百度百科　是百度公司推出的一部内容开放、自由的网络百科全书平台。目前，百度百科已经收录了超过 1500 万的词条，参与词条编辑的网友超过 630 万人，几乎涵盖了所有已知的知识领域。

2. 百度知道　是用户自己根据具有针对性地提出问题，通过积分奖励机制发动其他用户，来解决该问题的搜索模式。同时，这些问题的答案又会进一步作为搜索结果，提供给其他有类似疑问的用户，达到分享知识的效果。它让用户所拥有的隐性知识转化成显性知识，通过用户和搜索引擎的相互作用，实现搜索引擎的社区化。

3. 百度地图　是为用户提供包括智能路线规划、智能导航（驾车、步行、骑行）、实时路况等出行相关服务的平台。

4. 百度文库　是百度发布的供网友在线分享文档的平台。百度文库的文档由百度用户上传，网友可以在线阅读和下载这些文档。百度文库的文档包括教学资料、考试题库、专业资料、公文写作、法律文件等多个领域的资料。

5. 百度的常用检索规则介绍

（1）布尔检索　数据库检索最基本的方法，是用逻辑"或"（＋、OR）、逻辑"与"

（＊、AND）、逻辑"非"（－、NOT）等算符在数据库中对相关文献的定性选择的方法。"＊"表示逻辑"与"操作，也可以用空格表示；"－"表示逻辑"非"操作；用大写的"OR"表示逻辑"或"操作。

（2）字段限定检索　在百度中，可以通过限定在网站内、标题中、URL 中查找所需要的信息。

（3）精确匹配检索　通过使用双引号把检索词括起来，可以精确匹配检索词进行搜索。

（二）搜狗搜索（http：//www. sogou. com）

搜狗搜索是搜狐公司于 2004 年 8 月 3 日推出的全球首个第三代互动式中文搜索引擎（图 2－2）。搜狗搜索是中国领先的中文搜索引擎，它是全球首个百亿规模中文搜索引擎，收录 100 亿网页，每日网页更新达 5 亿，用户可直接通过网页搜索，获得最新资讯。

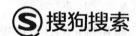

图 2－2　搜狗检索界面

1. 为方便用户，搜狗提供了多项特色功能供用户使用。具体功能介绍可以参看 http：//www. sogou. com/docs/features. htm。

（1）搜索功能　分类提示、网页评级、站内查询、网页快照、相关搜索、拼音查询、智能纠错、高级搜索、文档搜索。

（2）实用工具　天气预报、手机号码、单词翻译、生字快认、成语查询、计算器、IP地址查询。

（3）右侧提示　搜索音乐、搜索地图、股票查询、邮编查询、区号查询、楼盘查询、游戏查询、热书荐读、博客推荐。

2. 利用人工智能提升搜索体验。搜狗搜索以"自然交互＋知识计算"作为长期核心战略，用人工智能技术创新帮助搜狗搜索升级产品，拓展使用场景。

（1）垂直搜索　持续精耕垂直搜索领域，不断创新的结果，以语音识别、图像识别、机器翻译、自然语言理解、智能问答为代表的人工智能技术取得不断突破与应用落地。

（2）明医搜索　搜狗明医智能自诊分诊功能，首创引入了基于人工智能技术的智能诊断助手，模拟医生与病人对话的模式与用户进行病情沟通，实现更自然、智能的交互形式。

搜狗明医 2016 年 5 月发布后，相继推出"找医院、疾病卡片、专业医生问答聚合、病友经验聚合、智能自诊分诊"等医疗内容和服务，让获取权威、真实的医疗信息更为简单。

（3）语言搜索　全球首发了基于神经机器翻译技术的跨语言搜索引擎，正是应用了基于人工智能技术的神经网络翻译框架的搜狗机器翻译，通过行业领先的翻译技术，让华语世界与全世界连接。

（4）海外搜索　全面升级为海外搜索，在全球首次发布了基于神经机器翻译技术的跨语言搜索引擎，可以让不精通英文的中国网民用中文搜索和浏览全球医疗、科技、人文信息等资讯。

（三）360 搜索（https：//www. so. com/）

360 搜索是奇虎 360 公司开发的基于机器学习技术的第三代搜索引擎（图 2－3），具备

"自学习、自进化"能力和发现用户最需要的搜索结果，属于全文搜索引擎。360 搜索主要包括新闻搜索、网页搜索、微博搜索、视频搜索、MP3 搜索、图片搜索、地图搜索、问答搜索、购物搜索，通过互联网信息的及时获取和主动呈现，为广大用户提供实用和便利的搜索服务。

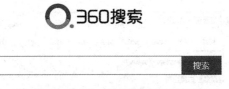

图 2-3　360 搜索界面

二、数字图书馆

数字图书馆是用数字技术处理和存储各种图文并茂文献的虚拟图书馆，它是一门全新的科学技术，其实质是一种多媒体制作的分布式信息系统。

数字图书馆的服务是以知识概念作为引导的方式，它将文字、图像、声音等数字化信息，通过互联网进行传输，从而做到信息资源共享。任何一个拥有电脑终端的用户只要通过联网，登录相关数字图书馆的网站，就可以在任何时间、地点方便快捷地享用一个"信息空间"的数字化信息资源。

数字图书馆具有远程迅速传递信息、信息存储空间小、不易损坏、信息检索方便快捷、同一信息可供多人同时使用的特点。

与传统图书馆相比，数字图书馆能够向读者和用户提供更为广泛、更为先进、更为方便的服务，从根本上改变了人们获取信息、使用信息的方法。

国家图书馆联合国内多家公共图书馆推出"数字图书馆移动阅读平台"。该平台定位于移动阅读，集合 4 万余册电子图书资源、上千种电子期刊以及各地图书馆分站的优质特色数字资源，为用户免费提供随时随地随身的阅读体验。国家图书馆为注册读者提供了涵盖了图书、期刊、报纸、论文、古籍、工具书、语音视频、数据事实、征集资源等多种类型的数字资源在线服务。

超星数字图书馆（http：//book．chaoxing．com）为目前世界最大的中文在线数字图书馆，提供大量的电子图书资源供阅读，其中包括文学、经济、计算机等五十余大类，数百万册电子图书，500 万篇论文，全文总量 13 亿余页，数据总量 1000TB，大量免费电子图书，超 16 万集的学术视频，拥有超过 35 万授权作者，5300 位名师，一千万注册用户并且每天仍在不断的增加与更新。

任务一　利用搜索引擎查询"糖尿病"相关知识

一、任务描述

通过"知识准备"环节的介绍，大家对搜索引擎及其作用有了初步的了解。本任务要求大家通过搜索引擎（百度、搜狗、360 搜索等）搜索"糖尿病"方面的网页。通过检索操作并比较结果的异同，了解各个引擎的基本操作和特色服务。

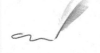

二、操作步骤

1. 打开浏览器，在地址栏输入"www. baidu. com"，进入百度主页。

2. 在检索框中输入关键词"糖尿病"，点击"百度一下"，检索结果见图2-4。

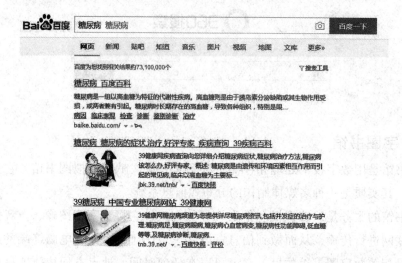

图2-4 检索结果

3. 选择你认为有价值的网页信息，点击进入阅读。阅读后觉得有必要保存的，可以选择保存网页，便于以后整理。关闭弹出的链接网页。

4. 分别点击"新闻""贴吧""知道"等栏目，查看其特色服务。

5. 分别打开搜狗和360搜索的首页，重复上述检索，比较各个引擎的结果和服务的异同。

知识链接

检索式

检索式是检索者向计算机发布的指令，也是人机对话的语言，检索式表达了检索者的检索意图。检索式通常由检索词、逻辑算符、通配符等组成。

1. **检索词** 检索词是检索者检索意图的集中体现，也是检索语言的构成主体。检索词是一个泛称，在主题检索时，检索词类别包括自由词、关键词、主题词等。

2. **逻辑算符** 当用两个以上检索词进行检索时，词与词之间的关系要用逻辑算符连接、以表达检索者的检索意图。数据库中的逻辑运算通常采用布尔逻辑，即用"或""与""非"表示检索词之间的关系。三种逻辑算符还可以根据检索需求再进行组配，形成复杂的检索式。

3. **通配符**

（1）**截词符** 截词符用"*"或"?"来表示。检索时在词干的不同位置添加截词符，以代表词的可变部位，从而减少相同词干检索词的输入，同时也提高查全率。截词符分为前截词、后截词、有限截词等。每个数据库都有截词符使用规定，所以检索者不能想当然随便使用截词符。

（2）替代符 英文词汇常因英式拼写与美式拼写不同，而造成一词多字现象，而这些变化仅仅是因为发音不同造成的。为使检索词不漏检，在变化的位置打上一个替代符，替代变化了的字母。

（3）位置算符 位置算符又称邻近算符，其作用是表明两个检索词的位置关系。

4. 优先级 依据各数据库具体运算规定，可以阅读数据库"帮助"。优先级的符号是"（）"（括号）。检索式中含有括号，表示括号内的组合先运算。

任务二 医学相关网站

一、任务描述

搜索引擎得到的结果是碎片化的，并不利于系统有条理地学习相关知识。如果想比较系统地获取某一方面的知识，一些专业网站是很好的途径。本任务介绍一些知名好用的医学相关网站。

二、操作步骤

1. 打开浏览器，在地址栏输入"http：//www.dxy.cn"，进入丁香园主页（图2-5）。

丁香园（DXY）原名"丁香园医学文献检索网""丁香园医学主页"，始建于2000年7月23日，是一个医学知识分享网站。

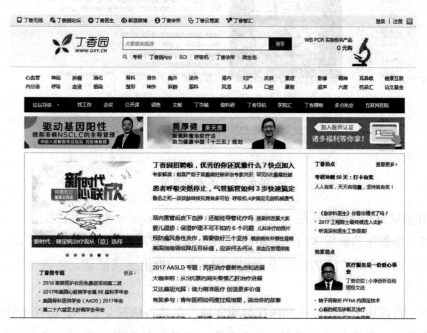

图2-5 丁香园首页

丁香园是中国最大的医疗领域连接者以及数字化领域专业服务提供商。成立18年以来，丁香园打造了国内最大的医疗学术论坛及一系列移动产品，并全资筹建了线下诊所。通过专业权威的内容分享平台、丰富全面的数据积累、标准化高质量的医疗服务，丁香园连接医院、医生、科研人士、患者、生物医药企业和保险，覆盖千万大众用户，并拥有550

万专业用户，其中包含 200 万医生用户。

2. 打开浏览器，在地址栏输入"http：//muchong. com"，进入小木虫主页（图 2 - 6）。

小木虫，全称是小木虫学术研究互动社区，之前也叫小木虫学术科研第一站，是中国最有影响力的学术站点之一，创建于 2001 年，会员主要来自国内各大院校、科研院所的博硕士研究生、企业研发人员。

这里拥有旺盛的人气、良好的交流氛围及广阔的交流空间，已成为聚集众多科研工作者的学术资源、经验交流平台。内容涵盖化学化工、生物医药、物理、材料、地理、食品、理工、信息、经管等学科，除此之外还有基金申请、专利标准、留学出国、考研考博、论文投稿、学术求助等实用内容。

小木虫论坛是学术科研互动平台，该站是一个独立、纯学术、非经营性的免费个人论坛。一直致力于打造国内学术前沿站点，为中国学术研究提供免费动力，倡导学术的交流与共享。经过广大虫友的不懈努力，小木虫论坛已发展成为拥有会员超过 252 万，日访问量将近 200 万流量，涵盖化学、化工、医药、生物、材料、食品、理工、信息、经管、外语等 10 个学科门类的专业性学术科研交流合法论坛。

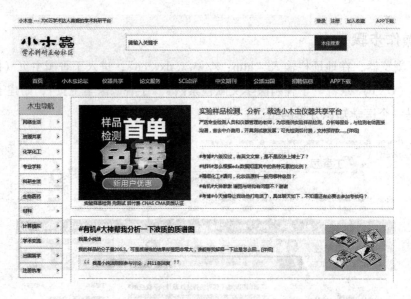

图 2 - 6　小木虫首页

3. 打开浏览器，在地址栏输入"http：//www. bioon. com"，进入生物谷主页（图 2 - 7）。

生物谷，生物医药新媒体门户，2015 年成为梅斯医学旗下平台。2001 年成立，生物谷依托互联网，面向生物产业园区、企业和科研机构，提供会议活动、咨询分析、外包服务及营销服务。

生物谷一直深耕于生物医药和医疗健康领域，生物谷依托互联网，面向生物产业园区，企业和研究机构，提供全面的咨询，行业分析，医药外包服务，拥有国内产业数据库，针对行业不同的人群进行服务细分，提供相应的服务体系和解决方案。

生物谷网站拥有会员数超过 150 万（2016 年 12 月 31 日数据），其中七成以上硕士、博士以上学历，涵盖生物产业链各个环节的科学研究人员、研发技术人员、销售市场，以及医药生物领域的企业高管，风险投资人，专家教授等，读者专一性高。

生物谷目前企业会员有 43000 家（2016 年数据），以北京和上海为代表的大中型城市。

其中包括百余家跨国企业和世界五百强企业。生物谷培育和推广中国生物医药产业发展，打造生物医药产业民族品牌，推动中国的生物产业向全球拓展。

生物谷旗下包括生物谷网站，生物在线，行云学院，医药生物人才网，医药生物汇展网，制药在线，园区在线，生物医药大词典等。

生物谷网站在注重科学性、实用性和权威性的前提下，及时、全面、快速发布生物医药有关的新闻和信息。主要包括医药产业、制药、转化医学、生物产业、生物研究、医疗健康、医疗器械等七大热门主题站，另外还有细胞治疗、疫苗、转基因、生物样本库、干细胞、基因编辑、精准医疗、基因治疗、移动医疗、体外诊断等专业主题站。

生物在线提供生命科学领域的产品展示，企业展台，搜索排名，定向广告，品牌营销，EDM，数据库营销等提供相关的服务，已经成为在生命科学领域企业品牌形象和产品宣传的必需站点，同时针对企业用户提供更为定向的营销模式。

行云学院是生物谷旗下 MOOC 平台，以传播知识、提升专业能力为核心，在研究、学术、实验技术、研究应用、会议等方面组织在线教育课程。

医药生物人才网是国内医药生物领域最专业的人才求职和招聘服务平台，200 万会员基础，超过 60 万人的专业人才库，可为行业内企业提供人才招聘，高端猎头，校园招聘，薪酬报告等多元化综合人力资源服务，专业性强，定向性高，是业内精英求职和企业人才招募的最佳服务平台。

医药生物汇展网是生物谷旗下网站，汇聚生物行业最全面的展会、会议、技术讲座信息。

制药在线，又名制药机械网。它是面向制药领域，从上游研发，生产，到下游的销售与市场，以及配套支持，CRO 服务相关的产品展示，供求信息的发布，企业展台，搜索排名，定向广告，品牌营销，EDM，数据库营销等提供相关的服务，已经成为在制药领域企业品牌形象和产品宣传的重要站点。

园区在线关注生物医药园区产业发展，提供全方位资讯服务。

生物医药大词典，提供生物医药领域专业人员的写作、阅读和翻译的方便，最终实现自我编辑，自我完善的公共词典。生物医药大词典追求界面简单，解释意思一目了然。用户可以进行简体中文，英文，繁体中文，缩略语任意组合模糊查询。智能提醒与错误提示能够帮助大家迅速找到自己所需要的单词或词组。划词搜索提供方便快捷的搜索手段。

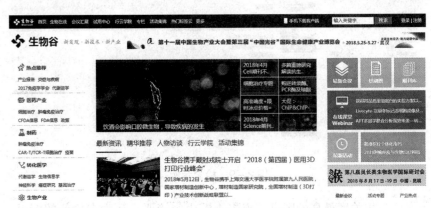

图 2-7　生物谷官网首页

任务三　利用数字图书馆查找"糖尿病"相关电子书籍

一、任务描述

通过上面的两个任务，同学们了解了搜索引擎和专业网站的基本操作和特色服务。除此之外，数字图书馆也是资源的聚集之地。善用数字图书馆可以帮助我们更好地查找和利用文献资源。本任务要求利用超星数字图书馆搜索"糖尿病"方面的相关书籍，通过相关操作熟悉超星数字图书馆的一般使用方法。

二、操作步骤

1. 打开浏览器，在地址栏输入"book. chaoxing. com"，进入超星主页（图2-8）。

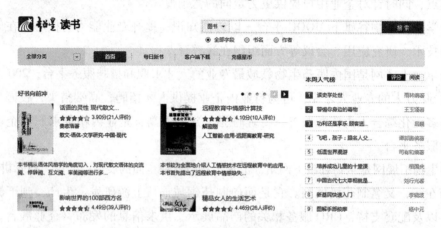

图2-8　超星数字图书馆首页

2. 资源类型选取"图书"，检索途径选择"全部字段"，在检索框中输入关键词"糖尿病"，点击"搜索"（图2-9）。

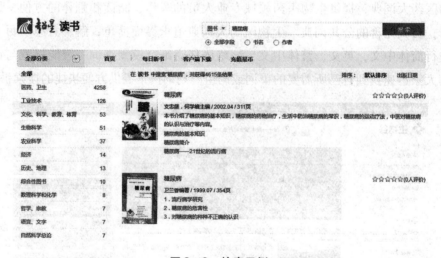

图2-9　检索示例

3. 选择你认为相关度最高的图书，点击查看内容摘要，认为有价值的图书，点击全文阅读。

任务四　医学专业搜索引擎概览

一、任务描述

作为医药专业的人士，如果有更专业的内容需要检索，上述通用的引擎和网站可能就力不从心了。本任务介绍常用医学专业搜索引擎的利用。

二、操作步骤

打开浏览器，在地址栏输入下列网址，浏览相关网站。

国外常用医学专业搜索引擎：

（1）MedSite（https：//www.medsite.com/）　MedSite 由美国 MedSite publishing 公司于 1997 年 7 月在 Web 上建立的著名医学搜索引擎。共收集了 1 万多个医学以及与健康相关的站点，收录范围主要以美国、加拿大为主。提供医学主题的分类目录浏览和站点检索的功能。现更名为 MedScape（http：//www.medscape.com）。

（2）HealthWeb（http：//healthweb.org）　HealthWeb 是美国中西部地区健康科学图书馆合作开发的健康相关资源指南系统。该系统收集了全球范围的医学信息资源，提供按医学主题词浏览相关资源站点和按关键词检索相关资源站点的功能。

（3）Medical Matrix（http：//www.medmatrix.org）　Medical Matrix 是由美国 Healthtel 公司基于 Web 建立的临床医学信息资源指南系统，是一个以医学主题词（MeSH）为基础的智能型检索引擎，主要提供临床医学资源分类目录浏览和医学主题词检索的功能，是临床工作者重要的网上资源导航系统。现更名为 healio（https：//www.healio.com/）。

（4）HealthAtoZ（http：//www.healthatoz.com）　HealthAtoZ 是美国 Medical Network 公司于 1996 年建立的健康与医学专业搜索引擎。该引擎收集了全球范围的网上生物医学资源（以美国为主），资源类型有 Web、FTP、Gopher、讨论组和新闻组等，所有资源都经过医学专业人员人工分类和标注。

（5）Med Engine（http：//www.themedengine.com）　Med Engine 是由美国 Goldberger & Associates 公司在网上建立的生物医学信息资源的专业搜索引擎。它提供分类目录浏览和网站检索的功能。收录范围是全球网站的医学信息资源，是网上生物医学资源搜索引擎的引擎或导航系统。

（6）PubMed（https：//www.ncbi.nlm.nih.gov/pubmed）　PubMed 是一个免费的搜寻引擎，提供生物医学方面的论文搜寻以及摘要的数据库。它的数据库来源为 MEDLINE。其核心主题为医学，但亦包括其他与医学相关的领域，例如护理学或者其他健康学科。它同时也提供对于相关生物医学资讯上相当全面的资源，例如生物化学与细胞生物学。该搜寻引擎是由美国国立医学图书馆提供，作为 Entrez 资讯检索系统的一部分。PubMed 的资讯并不包括期刊论文的全文，但可能提供指向全文提供者（付费或免费）的链接。

PubMed 系统的特征工具栏提供辅助检索功能、侧栏提供其他检索如期刊数据库检索、主题词数据库检索和特征文献检索。提供原文获取服务免费提供题录和文摘，可与提供原文的网址链接，提供检索词自动转换匹配，操作简便、快捷。

汉化，让中国的 PubMed 使用者尽量多地看到、使用自己更为熟悉的、美丽的中文。高级检索页面进行了汉化。检索关键词进行了汉化提示。网络词典集成检索结果页面集成了根据北京金叶天盛科技有限公司著名产品《新编全医药学大词典》制作的网络词典，对自己不熟悉的英语可以"双击"或"鼠标选定"后查看网络词典的翻译结果。

国内常用医学专业搜索引擎：

（7）360良医搜索（http：//ly.so.com）　360搜索推出专业的医疗、医药、健康信息的子垂直搜索引擎良医搜索，意在帮助网民在搜索医疗医药信息的时候，不受到虚假医疗广告、虚假医疗信息的侵扰，从而保障网民放心看病、放心就医。

（8）搜狗明医搜索（http：//mingyi.sogou.com）　"搜狗明医"为搜狗搜索下的医疗垂直搜索频道，该频道聚合权威的知识、医疗、学术网站，为用户提供包括维基百科、知乎问答、国际前沿学术论文等在内的权威、真实内容。

（9）37度医学网（http：//www.37med.com）　37度医学网由黄石理工学院医学院主办。是一个专业性强、学术性强的大型医学、医疗、健康综合性网站。为广大临床医生、医学科研人员、医务管理者、医学院校师生、众多患者、广大网民提供各类国内外最新的医学动态信息、内容丰富的医学资料文献，以及医学继续教育服务及各类专题学术会议等全方位的医学信息服务。

（10）中国医药信息网（http：//www.cpi.gov.cn）　中国医药信息网是由原国家食品药品监督管理总局信息中心建设的医药行业信息服务网站，始建于1996年，专注于医药信息的搜集、加工、研究和分析，为医药监管部门、医药行业及会员单位提供国内外医药信息及咨询、调研服务。本网会员服务包括VIP会员服务和网络数据库会员服务两种模式，竭诚为会员提供信息推送、情报跟踪以及其他各种形式的信息咨询及调研服务。本网共建有20余个医药专业数据库，主要内容包括政策法规、产品动态、市场分析、企事业动态、国外信息、药市行情等，现已成为国内外医药卫生领域不可缺少的重要信息来源。

知 识 链 接

医学网址导航网站

医学导航（http：//www.meddir.cn/）是最全最专业的医学网址导航网站。

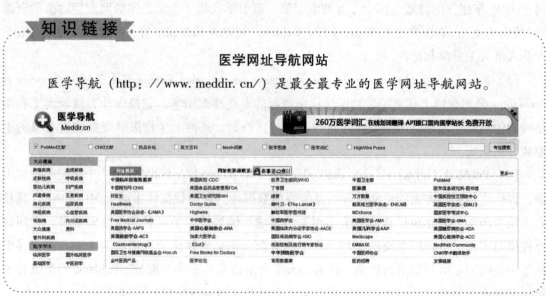

项目三　医学信息分析

扫码"学一学"

知识准备

一、简介

文献信息是获取知识的一种媒介，文献检索的最终目标是为了利用信息。随着社会的不断发展，人类文明的不断进步，文献信息数量上也随之不断增加，形式等方面也随之不断发生变化，在科技查新、科研项目申报、科研成果鉴定过程中，面对如此繁多而又形态各异的文献信息，这就需要我们对获取的信息进行分析、鉴别，有效地开发利用，充分发挥文献信息的作用，达到特定的目的，即对文献的综合利用。如何高效利用文献，节省时间和精力，这就需要在传统的文献管理基础上，学会使用文献管理软件。

二、科技查新概述

科技查新是科研管理部门为了科研立项和成果鉴定与奖励的严肃性、公正性、准确性和权威性所制定的一项管理程序。科技查新简称查新，是指查新机构根据查新委托人提供的需要查证其新颖性的科学技术内容，按照科技查新规范操作，并作出结论（查新报告）。查新机构是指具有查新业务资质的信息咨询机构。查新委托人是指提出查新需求的自然人、法人或者其他组织。新颖性是指在查新委托日以前查新项目的科学技术内容部分或者全部没有在国内外出版物上公开发表过。

1. 查新的主要对象

（1）科研项目开题立项。

（2）各级成果鉴定、验收、评估、转化及转让。

（3）申报国家级或省（部）级科学技术奖励。

（4）新产品开发计划、新技术引进等的项目论证。

（5）专利申请查新。

（6）国家及地方有关规定要求查新的。

2. 查新的主要作用

（1）为科研立项提供客观依据　对所选课题的论点、研究开发目标、技术内容、技术水平等方面的新颖性作出客观的判断和评价。

（2）为科技成果的鉴定、评估、验收、转化、奖励等提供客观依据　保证鉴定、评估、验收、转化、奖励等的客观性、公正性、权威性和科学性。

（3）为研究开发提供可靠丰富的信息和向导　依据查新机构丰富的信息资源与完善的计算机检索系统，利用专职的检索人员，可使科研人员全面、准确地了解相关信息，为科研工作提供信息需求。

3. 查新作出的结论 即查新报告，是查新机构用书面形式就查新事务及其结论向查新委托人所做的正式陈述。其基本内容包括：

（1）查新报告编号，查新项目名称，查新委托人名称，查新委托日期，查新机构的名称、地址、邮政编码、电话、传真和电子信箱，查新员和审核员姓名，查新完成日期。

（2）查新目的、查新项目的科学技术要点、查新点与查新要求、文献检索范围及检索策略、检索结果、查新结论、查新员与审核员声明、附件清单。

（3）查新委托人要求提供的其他内容。

三、科研项目申报概述

科研项目是开展科学技术研究的一系列独特的、复杂的并相互关联的活动，这些活动有着一个明确的目标或目的，必须在特定的时间、预算内，依据规范完成。科研项目的类型有许多，分类方法也各异。如按科研项目的来源分类有纵向科研项目、横向科研项目和自拟课题。纵向科研项目是指列入国家各级科研主管部门科研发展计划的项目。横向科研项目是指接受企事业单位委托，或与企事业单位合作的应用研究和开发研究项目。自拟课题为医务工作者结合医疗卫生工作的实际需要，从医学基础理论和临床实践方面来选择科研课题。按科技活动的类型有基础性研究、应用性研究和发展性研究。基础性研究是研究并认识生命现象的本质和疾病发生、发展的和提示药物的作用机制，为疾病的预防、诊治和康复提供依据。应用性研究是针对医学实践中遇到的具体问题，运用已知的专业理论和方法，提出某一问题的新技术、新方法、新产品。发展性研究是利用基础研究或应用研究的成果，开发新产品或新技术等的科研活动。

科研项目申报是申报者依据科研项目申报渠道发布的科研项目指南或通知，将拟开展研究的课题，写成文件呈递给提供科研资助并负责管理的有关部门，以获得批准和资助的过程。科研选题的信息获取是开展科研工作的首要前提，有如下步骤：

（1）明确课题研究方向；

（2）检索国内外文献数据库；

（3）通过引文跟踪等其他检索途径进一步获取相关文献科研信息；

（4）进行信息分析。

四、科研成果鉴定概述

科研成果是对某一科技研究课题，通过观察实验、研究试制或辩证思维活动取得的具有一定学术意义或实用价值的创造性结果。

科研成果鉴定的内容包括：是否完成合同或计划任务书要求的指标；技术资料是否齐全、完整且符合规定；应用技术成果的创新性、先进性和成熟程度；应用价值及推广的条件和前景；存在的问题和改进意见等。

任务 对欲申报课题预查新

一、任务描述

预查新是申请人自己所作的查新，即在课题立项申报或开题之前进行的预检索。

预查新能让我们在课题立项申报之前，通过对选题的相关内容进行检索，全面了解课题的国内外研究现状，熟悉研究背景，达到选题的新颖性、先进性及可行性目的，避免重复研究，提高科研水平。

本任务假设欲申报市级科研课题"胃癌癌前病变及胃溃疡患者血清三叶肽水平的研究"，研究目标计划达到国内领先水平。

二、操作步骤

1. 选择数据库。如万方数据，则在地址栏输入"www.wanfangdata.com.cn"，进入主页，选择高级检索。

2. 确定检索词。胃癌；胃癌癌前病变；胃溃疡；三叶肽。

3. 选择检索途径。利用主题词途径检索。

4. 制定检索策略。如胃溃疡 AND 三叶肽；胃癌 AND 三叶肽；胃癌癌前病变 AND 三叶肽；胃癌癌前病变 AND 胃溃疡 AND 三叶肽。

5. 检索。检索结果显示：胃溃疡与三叶肽，27 篇，近 5 年 8 篇；胃癌与三叶肽，28篇，近 5 年 7 篇；胃癌癌前病变与三叶肽，4 篇；胃癌癌前病变与胃溃疡与三叶肽，0 篇。

6. 分析文献。通过检索获取的国内文献信息，对比分析自己的研究，确定自己研究工作的主要特点与创新点，找准课题思路，进行合理的科研设计，从而有益于申报立项成功。

项目四　医学论文写作

知识准备

医学论文是医学科学研究成果的文字概括和医学实践经验的书面总结。它是以医学及有关的现代科学知识为理论指导，将医学工作者在医疗、科研、教学等工作实践中的新技术、新方法、新观点、新进展等，经过归纳、分析、总结与推理等科学思维过程，以文字的形式表达出来，用以学术会议上交流、学术刊物上发表或其他用途。

一、医学论文的常用体裁

1. 论著　论著是作者根据选题所进行的调查研究、实验研究和临床研究的结果及工作经验的总结等写成的原始论文，也叫一次文献。一般包括实验研究、病例分析、调查报告、疗效观察等类型。

2. 综述　文献综述是根据科研、教学和医疗的需要，针对某一学科、专业或专题，收集近几年内的有关文献资料进行整理筛选、分析研究和综合提炼而成的一种学术论文。主要反映当前某一领域中某分支学科或重要专题的历史、研究现状与最新进展、学术见解和建议。常见类型有系统综述、专题综述、文献综述、回顾性综述、现状综述等。

3. 病例报告　又称个案报告，是用来报告个别或几个病例的医学论文。对临床上新发现的特殊病例、罕见病和疑难疾病的诊断和治疗经验进行总结。

4. 述评　是对某学术专题的研究状况或某一疾病的诊断及治疗方法等进行概述、评论、展望和预测。

5. 新技术、新方法　主要介绍临床、实验室或其他技术操作中的新技术、新方法的原理，或对某种技术、方法、器械的改进及有关知识，以便进一步推广应用。

6. 经验交流　是对临床上某种疾病的诊疗方案及措施所作的回顾性总结。

7. 其他　如短篇报道、文摘、讲座、简讯、专题笔谈和会议文件等。

二、医学论文的基本格式和规范要求

基本格式依次为标题、作者及作者单位、摘要、关键词、中图分类号、文献标识码、前言、材料与方法、结果、讨论、结论和参考文献。

1. 标题　文题字数不宜超过20个汉字，避免使用不常见的缩略词、符号、代号、公式等，尽量不用标点符号和副篇名。

2. 作者署名　署名者可以是个人或团体，内容包括作者姓名、工作单位、邮编。署名一般不超过5人，按对论文贡献大小排名。

3. 摘要　是对论文内容准确扼要而不加注释和评论的简短陈述。论著中需附中、英文摘要，一般置于文题和作者署名之后、正文之前。多为结构式摘要，包括研究目的、方法、结果、结论四部分。以第三人称语气表述，不分段落，不引用文献，不加小标题、不举例

证。篇幅以300字左右为宜，避免使用图表、数学公式、化学结构式等。

4. 关键词　一篇论文应选取3～5个，词之间用分号隔开，词末不加标点符号。

5. 中图分类号　按照《中国图书馆分类法》著录分类号，涉及多学科的论文可给出多个分类号，主分类号排列第一。

6. 文献标识码　"中国学生期刊（光盘版）检索与评价数据范围"设置了A、B、C、D、E五种文献标识码。

7. 前言　又称引言、导言，简明扼要介绍所研究问题的历史背景、主旨、目的和意义，提出观点和要解决的问题等内容。字数一般200字左右。

8. 材料与方法　这部分内容主要解决"用什么做和怎样做"的问题。内容包括研究使用的对象和材料、研究手段和过程。

9. 结果　是医学论文的核心部分。一般不加分析、评论、评价内容。

10. 讨论　主要是对实验观察结果或调查结果作出理论性分析。是以结果部分为基础和线索进行分析和推理，表达作者在结果部分所不能表达的推理性内容。

11. 结论　是论文最后的总体结语，主要反映论文的目的、解决的问题和最后得出的结论。

12. 参考文献　是在研究过程和论文撰写时所参考过的有关文献。列出参考文献时，作者不超过3人的，全部列出，姓名之间用逗号隔开；超过3人的，只著录前3名，其后加"，等"或"，et al"。论文标题后标上文献类型标识：M—专著，C—论文集，J—期刊，D—学位论文，R—报告，S—标准，P—专利等。

常见医学论文参考文献格式有：

（1）引用期刊的参考文献列出格式　［序号］作者．题名［J］．刊名，出版年，卷（期）：起止页码．

（2）引用专著（书籍）的参考文献列出格式　［序号］著者．书名［M］．版次（第一版可不写）．出版地：出版者，出版年．

三、医学论文的表达方法

（一）标题的层次

标题层次的编号按照《学位论文编写规则》（GB/T 7713.1—2006）的规定。标题层次划分一般不宜超过3级，如：

第一级标题　1

第二级标题　1.1

第三级标题　1.1.1

（二）数字的表达

凡有计数意义的数量、年份、时间等均使用阿拉伯数字。年份不能简写。尾数零多则可改写成以万、亿为单位，如87000可写成8.7万。

（三）插图与表格

插图有示意图、流程图、曲线图、柱形图、照片图等。每幅图都需要有图序和图题，图序与图题之间空一格，置于图的下方。对于图上读者难懂的部位可标上箭头、星号或其他标志。病理图片要求注明染色方法和放大倍数。

表格一般采用三线表。表格上方居中为表序和表题，下方为表注，表内文字左对齐，数字右对齐且小数位数应保持一致，无数据的用"-"表示。

任务　试就"急性心肌梗死的治疗"写一篇综述

一、任务描述

综述是指就某一时间内，针对某一专题，对大量原始研究论文中的数据、资料和主要观点进行归纳整理、分析提炼而写成的论文。综述属三次文献，专题性强，涉及范围较小，具有一定的深度和时间性，能反映出这一专题的历史背景、研究现状和发展趋势，具有较高的情报学价值。

该任务要学会收集、查阅、整理、提炼文献，掌握研究的最新动态。

二、操作步骤

1. 选题。选题是撰写论文的第一步。如"急性心肌梗死的治疗研究进展"。

2. 查阅文献，整理资料。利用网络数据库或期刊查阅近几年对于治疗"急性心肌梗死"这一疾病的文献，了解该领域的进展和动态，分析药物溶栓治疗、经皮冠脉介入治疗等，为该疾病探讨最佳治疗方案。

3. 精心构思。构思是指围绕论文的主题合理地组织好论文内容结构的思维过程，需要根据写作目的和范围，反复推敲，布局谋篇，总结提炼。

4. 拟定提纲。参考论文的写作格式，拟定写作提纲，如题名、前言、方法、结构、讨论或展望、参考文献等。

5. 初稿，修改定稿。初稿可根据要求按写作格式及提纲完成，应尽量全面、丰满。论文修改应反复推敲初稿，从论文的基本观点、主要论据是否成立，结构是否合理，结论是否正确，还有文字语句的表达等是否规范。论文格式也应与拟投期刊的要求相符。

本模块小结

本模块主要介绍了文献信息检索的基本概念和方法，以及信息的利用（科技查新）和医学论文写作的一般方法。信息检索一般指广义的信息检索。信息检索起源于图书馆的参考咨询和文摘索引工作，从19世纪下半叶首先开始发展，至20世纪40年代，索引和检索已成为图书馆独立的工具和用户服务项目。随着1946年世界上第一台电子计算机问世，计算机技术逐步走进信息检索领域，并与信息检索理论紧密结合起来。掌握信息检索方法，充分利用好互联网和各类专业数据库，打下论文写作的基础，是大学生必备的信息素养。本模块知识结构图如下：

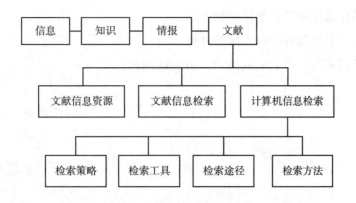

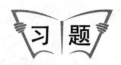

一、选择题

1. 中国期刊全文数据库中检索项"主题"所指正确的是
   A. 篇名、关键词、摘要
   B. 篇名、关键词、摘要、刊名
   C. 篇名、关键词、摘要、作者
   D. 篇名、关键词、摘要、刊名、作者

2. 中国期刊全文数据库中高级检索界面下每个检索项中两个词之间可进行的组合正确的是
   A. 并且、或者、不包含
   B. 逻辑与、逻辑或、逻辑非
   C. 并且、或者、不包含、同句
   D. 并且、或者、不包含、同句、同段

3. 以下哪项不是网络信息资源的特点
   A. 存储方便
   B. 信息不真实
   C. 共享程度高
   D. 表现形式多样化

4. 布尔检索中，逻辑"与"用什么来表示
   A. +
   B. –
   C. 空格
   D. OR

5. 高级检索中，用什么表示搜索结果局限于某个具体网站或者网站频道
   A. site
   B. link
   C. inurl
   D. filetype

6. 下列不是医学专业搜索引擎的是
   A. MedSite
   B. Med Engine
   C. HealthAtoZ
   D. NSTL

7. 用 Google 准确搜索中国医科大学临床专业有关资料应使用
   A. 中国医科大学 + 临床专业
   B. 中国医科大学临床专业
   C. "中国医科大学临床专业"
   D. 中国医科大学 临床专业

8. 中国生物医学文献数据库的英文缩写是
   A. CBMdisc
   B. GBMdisc
   C. ZGBMdisc
   D. CGBMdisc

二、思考题

1. 你平时需要什么信息？通过什么途径获取信息？说说你获取信息的过程。

2. 你是怎样甄别信息的？

3. 获取到的信息怎样有效地保存和管理？

4. 简述网络信息资源有哪些不同的分类。

5. 使用百度搜索有关"心脏病防治"方面的网页。

（陈建树　刘　研　李跃军）

|模块二|
中文医学信息检索

学习目标

1. **掌握** 能够根据课题需要，在 CNKI 上选取适当的检索方式（如基本检索、高级检索等）进行检索，并对检索结果总结分析。

2. **熟悉** 利用万方数据知识服务平台、维普期刊资源整合服务平台等常见中文数据库检索相关文献，及对其检索结果的处理。

3. **了解** 常用的几个中文医学数据库的产品概况和检索体系。

项目五 在 CNKI 上检索关于"肝炎防治"的文献

知识准备

一、CNKI 简介

图书馆是收集、整理、收藏和流通各种文献信息，以供读者进行学习和研究的文化教育机构。传统图书馆是纸质图书文献的集中地，以手工检索为主，模块一中查找"搜索关于合理用药的书籍"的任务就是手工检索的练习。手工检索是检索的基本功之一，要求检索者熟练掌握检索标引规则，能利用检索刊物和其他检索工具进行检索。其可以与计算机检索互为补充。在今后相当长时间内，手工检索及其用到的检索方法，仍是重要的检索手段。

在如今的网络时代，现代图书馆则通过 Internet 和其他信息技术构建一个庞大的知识服务网络，将知识信息资源与互联网上的动态信息资源、其他公共知识信息资源以及印刷版馆藏资源，虚拟为一个统一的网络数字图书馆，向用户提供丰富、便利和个性化的知识信息服务。这就是"国家知识基础设施（National Knowledge Infrastructure，NKI）"概念的由来。

1999 年 6 月，由清华大学、清华同方发起的中国知识基础设施工程（China National Knowledge Infrastructure，CNKI），即以实现全社会知识资源传播共享与增值利用为目标的信息化建设项目。目前已建成世界上全文信息规模最大的"CNKI 数字图书馆"。主要包括知识创新网和基础教育网。知识创新网设有国内通用知识仓库、海外知识仓库、政府知识仓库、企业知识仓库、网上研究院和中国期刊网。涵盖了我国自然科学、工程技术、人文与社会科学期刊、博硕士论文、报纸、图书、会议论文等公共知识信息资源。其主要数据库产品有中国期刊全文数据库、中国优秀博硕士论文全文数据库、中国重要报纸全文数据库、中国基础教育知识仓库、中国医院知识仓库、中国重要会议论文全文数据库和中国企业知识仓库等。覆盖自然科学、工程技术、农业、哲学、医学、人文社会科学等各个领域。按学科范围分为医药卫生科技辑、信息科技辑等 10 个不同专辑，共 168 个专题文献数据库。医药卫生科技辑收录生物医学全文期刊千余种，涵盖基础、临床医学、药学、生物各学科。

更新频率：CNKI 中心网站及数据库交换服务中心每日更新（每日以上千篇甚至上万篇文献递增）；各镜像站点通过互联网或卫星传送数据可实现每日更新；专辑光盘每月更新；专题光盘年度更新。阅读该库电子期刊全文必须使用 CAJ Viewer 或者 Acrobat Reader 浏览器，该浏览器可免费下载。

二、检索操作界面介绍

1. 登录方式　输入网址 www. cnki. net 进入首页检索界面（图 5 - 1）。中文网站名称为"中国知网"。检索框左侧可选择相关文献分类。上方可选择资源类型。

由于 CNKI 的全文数据库均为收费检索数据库，购买了使用权的用户可以从中国期刊网中心网站注册得到账号和密码。在首页填入正式注册的账号和密码，选中购买了使用权的全文数据库，即可进入全文数据库检索界面。现在大多数高校图书馆都购买了使用权，只要在学校 IP 地址范围内一般都可以进行免费浏览和下载。中国期刊全文数据库在界面的右上角部分为用户提供了多个检索功能入口，分别是：基本检索、高级检索、专业检索、作者发文检索、句子检索、一框式检索、出版物检索、跨库检索。在这些检索结果的基础上还分别为用户提供了可更进一步检索的二次检索。

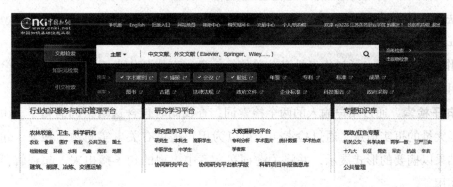

图 5 - 1　CNKI 首页

2. 基本检索　登录系统后，系统默认的主页界面为基本检索界面，主要提供主题、全文、篇名、作者、单位、关键词、摘要、参考文献、中图分类号、文献来源等 10 个检索途径，该检索方式能够进行快速方便的检索，适用于简单课题检索或不熟悉多条件组合检索的用户，它为用户提供了详细的导航以及最大范围的选择空间。但是，其检索结果有很大的冗余，专指性不强，查准率较低，还需配合二次检索或高级检索提高查准率。值得注意的是，在基本检索中不能使用逻辑组配符进行检索（图 5 - 2）。CNKI 中的主题选项，不同于中国生物医学文献数据库（CBM）中的主题词，注意区别。此处选择"主题"，表示在"题名、关键词、摘要"范围中检索。

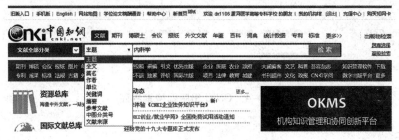

图 5 - 2　CNKI 基本检索界面

3. 高级检索　通过逻辑关系的组合进行的快速查询方式。点击检索框右侧链接，进入"高级检索"检索方式（图5-3）。可在多个检索框中输入检索词，并选择字段之间的逻辑关系词（并且、或者、不包含）。同时在"高级检索"标签的右侧还给出了"专业检索""作者发文检索""句子检索""一框式检索"。

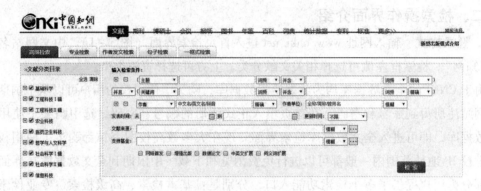

图5-3　CNKI高级检索界面

4. 专业检索　自由构建检索表达式进行检索。可以参看网页上的说明和举例。专业检索表达式语法，具体请参看 http：//kns. cnki. net/kns/help/help. aspx？helpType = zhuanye&url = help_yufa. htm。

5. 作者发文检索　通过作者姓名、单位等信息，查找某作者或某机构发表的全部文献及被引用、下载情况。

6. 句子检索　通过用户输入的两个检索词，查找同时包含这两个词的句子。由于机制中包含了大量的事实信息，通过检索句子可以为用户提供有关事实问题的答案。句子检索的检索结果以摘要的形式展示，并将关键词在文章中出现的句子摘出来，起到解释或回答问题的作用。

7. 一框式检索　集各种资源为一体的检索。比如选择数据源为"文献"进行检索时，默认在期刊、博硕士学位论文、会议、报纸、年鉴等各库中同时进行检索。

8. 出版物检索　点击首页检索框右侧链接，进入"出版物检索"页面（图5-4）。首先在搜索栏上方下拉"出版来源导航"，选择期刊、学位授予单位、会议、报纸、年鉴和工具书的导航系统。然后可以通过左侧导航栏，也可以通过检索框检索相关出版物。检索框左侧下拉可设定检索途径。

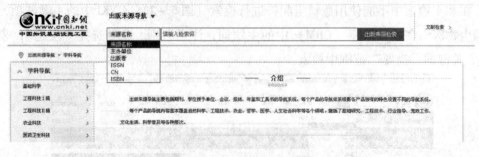

图5-4　CNKI出版物检索界面

9. 跨库检索 点击首页检索框右侧链接，点击"跨库检索"按钮（图5-5），系统会显示期刊、教育期刊、特色期刊、博硕士论文、国际会议、国内会议、报纸、年鉴、专利、标准、成果、学术辑刊等数据库产品让用户进行选择，然后进行检索。

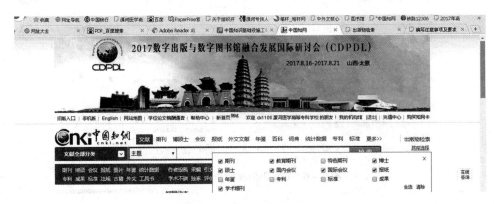

图5-5 CNKI跨库检索界面

10. 处理检索结果

（1）二次检索 在检索结果范围内设置新的检索条件，进一步用"在结果中检索"缩小范围。检索要注意检索词的扩展，比如同义词、近义词、上位词、下位词的应用可以扩大查全率。

（2）查看题录 在全文数据库中检索到结果后，点击篇名就可得到文献的题录文摘信息。

（3）保存题录 可在检索出的结果列表前的方框中选中所需篇名，并保存下来。

（4）下载全文 可选择用"CAJ全文浏览器"或"PDF"格式打开全文。

（5）知识网络链接 可通过点击作者、机构、关键词、引文链接、被引链接和同类文献链接到相关文献。

任务一 应用基本检索查找关于"肝炎防治"的文献

一、任务描述

本任务要求大家通过CNKI首页上的检索框以基本检索的方式查找到有关"肝炎防治"方面的论文，通过查找进一步了解CNKI检索的基本操作步骤。

二、操作步骤

1. 地址栏输入"www.cnki.net"，进入主页。

2. 资源类型采用默认"文献"，文献分类选择"医药卫生科技"，检索途径采用默认"主题"。主题是一个复合字段，包含"篇名、关键词、摘要"三个字段。检索框输入"肝炎 防治"。

3. 点击"检索"，获得初次检索结果（图5-6）。主题相关度排序是根据检索结果与检索词的相关程度进行排序，相关程度越高的排得越靠前；发表时间排序是按照文献最新发表或最早发表先后顺序排序，可实现学术跟踪。

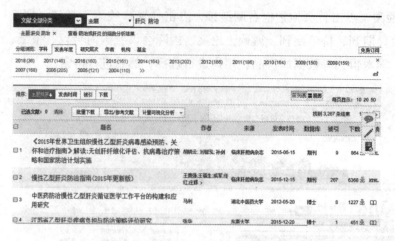

图 5-6　CNKI 初次检索结果界面

　　另外检索结果还可以根据学科、发表年度、研究层次、作者、机构、基金等方面进行分组浏览。根据学科进行分组浏览，可以根据学科类别，查看该学科下的所有文献；利用发表年度进行分组浏览，可以了解某一主题各年度发表文章的数量，掌握该主题研究成果随时间变化的趋势，从而进一步分析出所查主题的未来研究热度和走向；根据研究层次进行分组浏览，可以查到相关的国家政策研究、工程技术应用成果、行业技术指导等，实现对整个学科领域全局的了解；根据作者进行分组浏览，可以帮助找到该领域的学术专家、学科带头人；根据机构进行分组浏览，可以帮助查找在该领域有价值的研究单位，全面了解研究成果在全国的全局分布，跟踪重要研究机构的成果；根据基金进行分组浏览，可以将研究过程中获得的基金资助课题文献按照资助基金名称进行分组，帮助了解各级机构对该领域的科研投入情况，便于对口申请课题。

　　4. 在检索框中输入"预防 治疗"，点击"结果中检索"。查看获得的检索结果（图 5-7）。

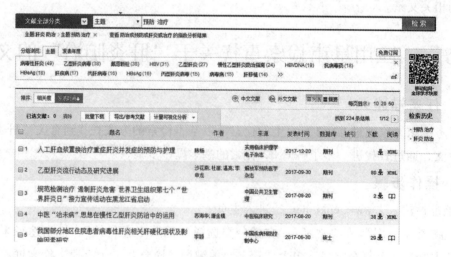

图 5-7　CNKI 二次检索结果界面

　　5. 在检索框中输入"指南 解读"，再次点击"结果中检索"。点击排序栏"发表时间"，查看获得的检索结果（图 5-8）。

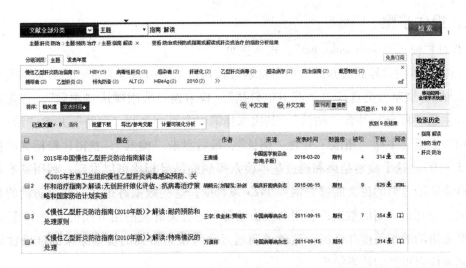

图 5-8　CNKI 三次检索结果界面

6. 选择你认为相关度最高的几篇文章，点击查看题录摘要，认为有价值的文献，点击"CAJ 下载"，或者"PDF 下载"，下载全文阅读（图 5-9）。下载的文件需要在相应的浏览软件 CAJ Viewer 或 Acrobat Reader 里打开。在这两种软件里可以用工具栏或菜单完成复制、取图、打印以及光学字符识别（optical character recognition，OCR）等操作。

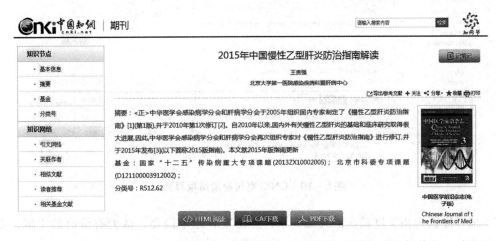

图 5-9　CNKI 查看结果界面

7. 整理相关文献，形成检索综述。

任务二　应用高级检索查找关于"肝炎防治"的文献

一、任务描述

通过任务一，大家发现基本检索执行效率比较高，但检索结果的准确性比较低，往往要经过多次检索，才能找到合适的文献。高级检索则能够比较灵活地设置检索条件，提高查准率。下面我们运用 CNKI 的高级检索功能查找有关肝炎防治方面的论文。

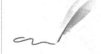

二、操作步骤

1. 地址栏输入"www. cnki. net",进入主页。

2. 点击基本检索界面右方的"高级检索"按钮进入高级检索界面。然后资源类型采用默认"文献",文献分类选择"医药卫生科技",检索途径采用默认"主题"。首先选择第一个组合主题"肝炎"并含"防治",其次选择第二个组合主题"预防"并含"治疗",再次选择第二个组合主题"指南"并含"解读",最后点击"检索",获得比较精确的检索结果(图5-10)。这个检索结果和通过基本检索得到的结果相比可以发现,利用基本检索查找有关肝炎防治方面的论文能够查询到9423条数据,这些数据有很多与肝炎防治的相关性不是太大,是冗余无用的数据;利用高级检索得到的有关肝炎防治方面的文献15篇,这些文献与肝炎防治的相关度非常高。这就说明通过高级检索得到的检索结果的准确性远远高于利用基本检索得到的检索结果。

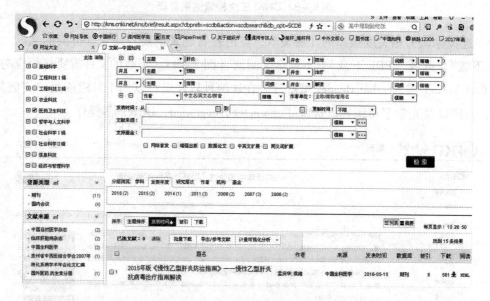

图 5 – 10 CNKI 高级检索结果界面

3. 选择你认为相关度最高的几篇文章,点击查看题录摘要,认为有价值的文献,点击"CAJ 下载",或者"PDF 下载",下载全文阅读。

4. 整理相关文献,形成检索综述。

如果需要进行二次检索,其操作方法与基本检索步骤相同。二次检索可根据需要多次执行,这样可以缩小检索范围,使检索结果越来越靠近自己想要的结果。同时还可以通过其他相应的限定条件进行再次检索,从而进一步缩小检索范围,提高查准率。

任务三 了解其他检索方式的使用以及检索结果的输出与原文获取

一、任务描述

通过利用 CNKI 的基本检索和高级检索功能查找有关"肝炎防治"方面论文的检索过程可以发现,CNKI 的高级检索查准率比基本检索的查准率要高得多。而在 CNKI 诸多检索功能中还有能够根据用户自己的需求组合逻辑表达式进行更加精确检索的专业检索入口。专业检索即直接利用检索词构造检索式进行检索。下面就介绍用 CNKI 的专业检索查找"肝炎防治"方面论文的方法。

二、操作步骤

1. 地址栏输入"www. cnki. net",进入主页。

2. 点击高级检索界面右方的"专业检索"按钮进入专业检索界面。然后资源类型采用默认"文献",文献分类选择"医药卫生科技",在检索框内输入"SU＝肝炎＊防治 AND AU＝孟庆华",最后点击"检索"(图 5－11),获得有关孟庆华撰写的"肝炎防治"方面的文章。

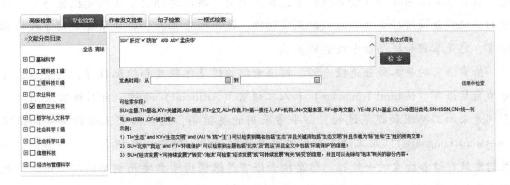

图 5－11　CNKI 专业检索式界面

3. 选择你认为有价值的或者相关度较高的文献,然后根据需要对检索结果进行处理,其处理方式有在线阅读、下载、打印、分享、收藏和关注、导出参考文献等。

(1) 阅读　检索步骤完成后,在界面的浏览区内会显示出所有满足条件的记录,但经常会由于检索结果较多,不能全部显示,这时可利用页面上的翻页功能键或跳转功能键直接跳转到指定的页码进行浏览有关记录。若想了解某条记录的基本情况,可点击该条记录的篇名,在页面跳转后重新打开新的页面会显示该条记录的篇名、作者、作者单位、刊名、关键词、摘要、参考文献等项内容。点击刊名可进一步浏览本系统收录的该刊的所有文章,点击年期号则可浏览本期的所有文章;引文网络可以看到该篇文章的引证文献、同被引文献、共引文献、参考文献、二级参考文献和二级引证文献,这些文献都能够通过点击链接进行查看、下载、打印;参考引证图谱可以查看关联作者和相似文献。若想阅读该篇文章的全文,可以点击"手机阅读"或者"HTML 阅读"。

(2) 下载　全文下载提供两种格式的文件下载,一是 CAJ 格式,二是 PDF 格式,直接点击下方的"CAJ 下载"或"PDF 下载"即可下载全文。

(3) 打印　点击"打印"按钮,可以直接打印该页面的相关信息,但是不能打印全文。想要打印全文,需要下载全文后才能打印。

(4) 分享　点击"分享"按钮,可以把这篇文章直接分享到新浪微博、腾讯微博、人人网、开心网、豆瓣网、网易微博。

(5) 收藏和关注　点击"收藏"按钮,可以直接把该篇文献收藏到你的电脑,以便下次浏览。点击"打印"按钮,表示你要关注该篇文献,同时会把该篇文献存放在你的个人账户里,以方便随时查看。

（6）导出参考文献　点击"导出参考文献"按钮，系统会把该篇文献以参考文献的标准格式或常用文献管理软件格式进行导出文本文档，也可以导出到 Excel 或 Word 文档中。导出时可以选择默认字段，也可以自定义导出的字段。

知识链接

检索语言和检索词

检索语言（Retrieval Language）就是组织文献与检索文献时所使用的语言。文献存储时，文献的内容特征（如分类、主题）和外表特征（如书名、刊名、篇名、号码、著者等）按照一定的语言来描述，检索文献时的提问也按照一定的语言来加以表达。这种在文献的存储和检索过程中，共同使用、共同遵循的语言就是检索语言。检索的匹配就是通过检索语言的匹配来实现的。使用检索工具和检索系统必须掌握检索语言，它是掌握和提高检索技能的基础。

检索语言的基本成分是检索词。按检索词的规范化程度和组配程序，检索语言可分为自然语言（Natural Language）和人工语言（Artificial）两种。自然语言采用的检索词是未加工整理和规范过的，即平常采用的关键词，这种语言又称作关键词语言（Keyword Language）。人工语言采用经过规范化的词，规定一个词表示一种事物，以做到文献存储和检索的一致性。信息检索语言是根据检索需要而创制的人工语言，也称检索标识系统，专门用于各种手工和计算机信息检索系统。从不同角度检索文献，就有不同种类的检索语言，常用的有主题语言和分类语言。

任务四　利用 E-Study 平台建立"肝炎"学习写作单元

一、任务描述

通过前面任务的学习，大家已知道如何利用 CNKI 查找自己所需的信息资源，但如何对下载的各种资源进行集中的管理？CNKI 中数字化学习与研究平台 E-Study 是一个很好的工具。本任务主要是通过学习 E-Study 平台建立肝炎学习写作单元的过程，从而达到帮助我们学会利用 E-Study 管理自己的科研文献、撰写高质量的文章、顺利投稿发表论文的目的。

二、操作步骤

1. 地址栏输入"www.cnki.net"，进入主页。在主页最下方"软件产品"列表点击"E-Study"进入下载页面，把该软件下载到你的电脑中，然后按照提示进行安装。

2. 用户第一次使用必须进行注册，再登录系统（图 5-12）。该系统是一款非常强大的科研管理工具，它通过科学、高效地研读和管理文献，以文献为出发点，理清知识脉络、探索未知领域、管理学习过程，最终实现探究式的终身学习。

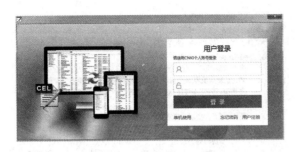

图 5 - 12　CNKI E - Study 主界面

3. 新建一个学习单元。首先新建一个"肝炎"学习单元，然后在右上方检索框内输入"肝炎"，点击"文献检索"下拉列表中的"CNKI 总库检索"，检索有关"肝炎"方面的文章，根据检索到的有关肝炎方面的文献，根据文献相关度选择自己需要的文献然后可以直接把这些文献导入到"肝炎"这个学习单元中（图 5 - 13）。

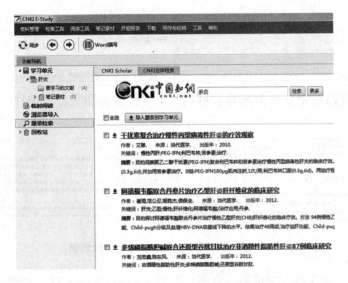

图 5 - 13　CNKI E - Study 检索界面

4. 论文撰写。对已经导入到学习单元中的文献进行深入研读，可以凭借"重要度"和"阅读进度"对已经研读过的文献进行标注，也可以通过下方的文献推送了解与研读文献有关联的参考文献和引证文献（图 5 - 14），点击每一篇文献可借助"高亮""下划线""添加笔记""选择图像""选择文本""文字识别"等阅读工具深入研读（图 5 - 15），也可以在"阅读工具"同时选择多篇文献进行对比阅读（图 5 - 16），通过对比阅读，然后可以利用 Word 文档随时记录下自己需要的信息和自己的想法，最终完成有关"肝炎"论文的撰写。

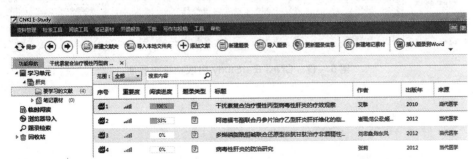

图 5 - 14　CNKI E - Study 文献标注和扩展阅读界面

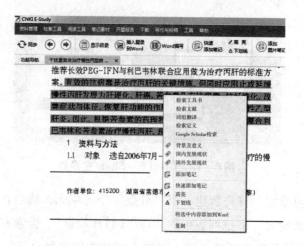

图 5–15　CNKI E–Study 阅读工具界面

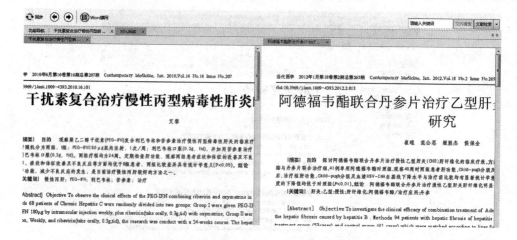

图 5–16　CNKI E–Study 对比阅读界面

5. 论文投稿。论文撰写完成后，点击"写作与投稿"，进入到"选择出版物投稿"，然后根据文章内容选择相关出版物进行投稿（图 5–17）。

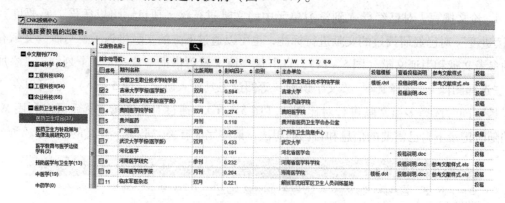

图 5–17　CNKI E–Study 出版物投稿界面

知 识 链 接

百度学术

　　百度学术搜索是百度旗下的提供海量中英文文献检索的学术资源搜索平台，2014 年 6 月初上线。涵盖了各类学术期刊、会议论文，旨在为国内外学者提供最好的科研体验。百度学术搜索可检索到收费和免费的学术论文，并通过时间筛选、标题、关键词、摘要、作者、出版物、文献类型、被引用次数等细化指标提高检索的精准性。百度学术搜索频道还是一个无广告的频道，页面简洁大方，保持了百度搜索一贯的简单风格。

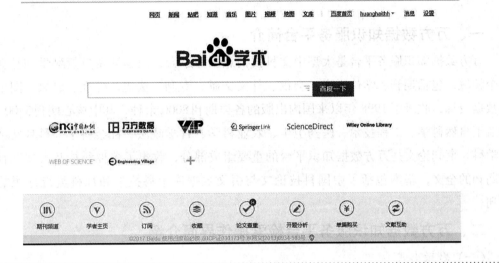

扫码"学一学"

项目六 在万方数据知识服务平台、维普期刊资源整合服务平台上检索相关文献

知识准备

一、万方数据知识服务平台简介

万方数据知识服务平台是大型中文科技信息服务平台，内容涉及自然科学和社会科学各个领域，包括期刊、学位论文、会议、外文文献、专利、法规、标准、成果、图书等各类数据资源，收录了1998年以来国内出版的各类期刊8000余种，其中核心期刊3200余种，涵盖了自然科学、工程技术、医药卫生、农业科学、哲学政法、社会科学、科教文艺等各个学科。期刊论文是万方数据知识平台的重要组成部分，收集了多种科技及人文和社科科学期刊的全文，基本包括了中国科技论文与引文数据库中科技类和社科类统计源的核心期刊。

二、万方数据知识服务平台检索操作界面介绍

（一）登录方式

输入网址"www.wanfangdata.com.cn"进入网站首页。中文网站名称为"万方数据知识服务平台"。如图6-1所示。

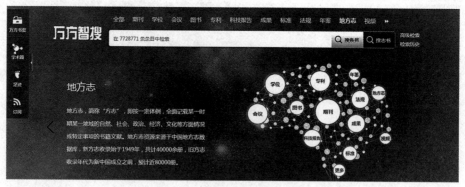

图6-1 万方数据知识服务平台首页

（二）快速检索

系统在主页提供的检索词输入框即快速检索（图6-2），默认在学术论文范围内快速检索文献。提供题名、关键词、摘要、作者、作者单位等5个检索途径。

（三）高级检索

提供高级检索和专业检索两种检索模式（图6-3）。

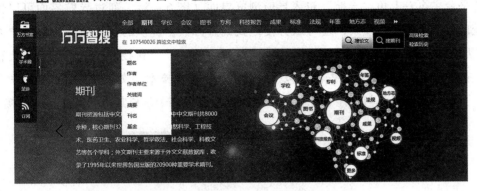

图6-2　万方数据知识服务平台快速检索界面

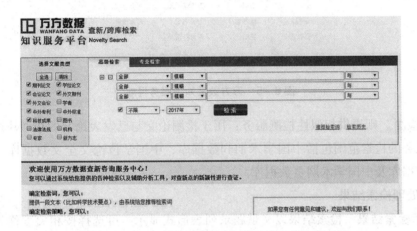

图6-3　万方数据知识服务平台查新/跨库检索界面

1. 高级检索模式　系统默认为三个检索框，通过点击"＋"和"－"图标来增加或减少检索框的数量，每个检索框都可以通过下拉菜单选择检索字段，有模糊和精确两种检索词检索方式供选择。可以同时选择所需文献类型和限定检索时间范围。还可通过输入与课题相关的文本为用户提供检索词，如图6-4所示。

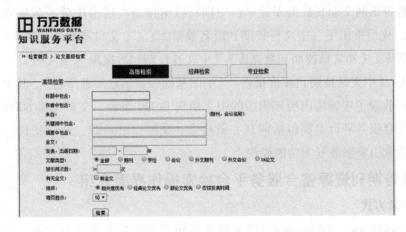

图6-4　万方数据知识服务平台高级检索界面

2. 专业检索模式　系统提供检索式输入框。

（四）导航服务

在平台主页右上角"导航"进入导航浏览界面（图6-5）。通过导航界面可以快速进入系统的各个资源进行检索，还可以方便地找到万方数据提供的各种服务，包括"万方智搜""万方检测"等。"快看"栏目还提供了"专题聚焦""科技动态"等信息收集整理的服务，如"专题聚焦"，系统提供了包括医药食品、工业技术、文体教育、社会科学、农林渔牧、自然科学、经济与法律、综合专题与持续专题等多个学科热点研究文献的链接。

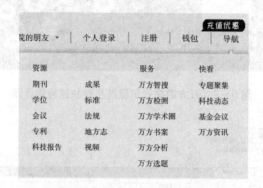

图6-5 万方数据知识服务导航

"万方检测"则提供相似性检测服务：用于检测论文与已发表论文的相似片段。论文相似性检测服务的检索范围包括中国学术期刊数据库、中国学位论文全文数据库、中国学术会议论文数据库及中国学术网页数据库。

（五）处理检索结果

1. 显示检索结果 检索结果以文献题录列表形式显示。可选择按相关度优先、新论文优先及经典论文优先等方式进行排序，可以在检索结果列表中按学科分类、论文类型、年份、按刊分类等进行二次筛选。

2. 保存题录 在检索结果列表中，点击每篇题录下方的"导出"即可。

3. 下载全文 在文献题录下方直接点击"下载全文"即可。

三、维普期刊资源整合服务平台简介

重庆维普资讯网文期刊数据库最早由中国科技情报研究所重庆分所数据库研究中心于1989年建立，先后推出了《中文科技期刊篇名数据库》《中文科技期刊数据库》《中国科技经济新闻数据库》《外文科技期刊数据库》《中文科技期刊数据库（引文版)》《中国科学指标数据库CSI》《中文科技期刊评价报告》《中国基础教育信息服务平台》。其中《中文科技期刊数据库》收录了中国境内历年出版的中文期刊14000余种，文献总量6000余万篇。维普期刊资源整合服务平台主要包括期刊文献检索、文献引证追踪、科学指标分析、高被引析出文献及搜索引擎服务五大功能模块。

四、维普期刊资源整合服务平台检索操作界面介绍

（一）登录方式

输入登录网址 www. tydata. com，进入维普期刊资源整合服务平台首页，默认的检索界面即为期刊文献检索，提供基本检索、传统检索、高级检索、期刊导航及检索历史等功能。

（二）基本检索

将检索词限定在指定的字段内，如果是多于两个检索词，可以点击"＋"图标来增加

检索字段输入框，选择适当的逻辑关系进行组配。如图6-6所示。

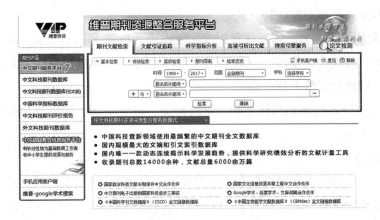

图6-6　维普期刊资源整合服务平台首页

（三）传统检索

在同一检索界面中，可以实现文献检索、学科分类导航、二次检索、文献题录文摘显示和浏览、全文下载等操作的检索模式，如图6-7所示。

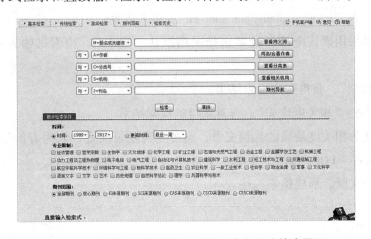

图6-7　维普期刊资源整合服务平台传统检索界面

（四）高级检索

提供了向导式检索和直接输入检索式检索两种方式。如图6-8所示。

图6-8　维普期刊资源整合服务平台向导式检索界面

（五）期刊导航

提供期刊检索与期刊浏览两种方式。

1. 期刊检索 提供刊名、国际标准连续出版物号（ISSN 号）检索某一特定期刊，找到所查期刊后，既可按其次查看该刊所收录的文章，也可以实现期刊内的文献检索，同时提供文献题录、文摘或全文的下载功能。

2. 期刊浏览 提供按期刊名称字顺、学科分类、核心期刊、国内外数据库收录、期刊地区分布等方式浏览。

（六）检索历史

系统对用户的检索历史作自动保存，最多允许保存 20 条检索表达式。点击保存的检索式可进行该检索式的重新检索，选择两个或两个以上检索式后，可进行检索式之间的逻辑组配。

（七）处理检索结果

1. 显示检索结果 检索结果以文章题录列表形式显示检索结果。可以按发表时间进行筛选。

2. 保存题录 在检索结果列表中，选择所需要文献后，点击"导出"，打开文献导出窗口，可以根据需要选择保存格式。

3. 下载全文 单击文章标题的超链接，可进入文献的细览界面，在细览界面中，系统提供在线阅读、下载全文、收藏本页及导出题录等选项。

任务一　在万方数据知识服务平台上检索关于"肺结核的影像诊断"的文献

一、任务描述

通过"知识准备"环节的简单介绍，大家对万方数据知识服务平台（Wanfang Data Knowledge Service Platform）的检索体系有了初步的了解。本任务要求大家通过首页上的快速检索进行基本检索，了解检索的基本操作步骤。

二、操作步骤

1. 地址栏输入"www. wanfangdata. com. cn"，进入主页。

2. 资源类型采用默认全部，检索途径采用默认"题名"。检索框输入：肺结核 影像诊断。

3. 点击"检索"，获得初次检索结果。

4. 点击排序栏"相关度优先"，查看获得的检索结果。

5. 选择你认为相关度最高的几篇文章，点击查看题录摘要，认为有价值的文献，点击"CAJ下载"，或者"PDF下载"，下载全文阅读。

6. 整理相关文献，形成检索综述。

任务二　在维普期刊资源整合服务平台上检索关于"肺结核的影像诊断"的文献

一、任务描述

在"知识准备"环节，我们介绍了万方数据知识服务平台的检索体系，对维普期刊资源整合服务平台（Cqvip）也做了详细介绍，在检索过程中，有时同样的关键词需要在不同的数据库中进行检索，以期获得更多更全面的文献信息。本任务要求大家通过维普期刊资源整合综合服务平台的传统检索功能进行检索，了解检索的基本操作步骤，并将检索结果与万方数据知识服务平台的检索结果相比较，找出检索结果的异同。

二、操作步骤

1. 地址栏输入"www.tydata.com"，进入主页。

2. 在首页的期刊文献检索中选择传统检索，检索入口选择"题名或关键词"，分类导航选择"医药卫生"，检索框输入"肺结核 影像诊断"。

3. 点击"检索"，获得检索结果。

4. 选择你认为相关度最高的几篇文章，点击查看题录摘要，认为有价值的文献，点击"下载题录"后，选择相应的文章保存。

5. 整理相关文献，形成检索综述。

6. 将任务一和任务二的检索结果进行对比，比较异同。

知识链接

分类语言

分类语言是用分类号和相应分类款目来表达各种概念的，它以学科体系为基础将各种概念按学科性质和逻辑层次结构进行分类和系统排序。分类语言能反映事物的从属派生关系。便于按学科门类进行族性检索。

分类语言中最常见的是体系分类语言，它按照学科体系从综合到一般、从复杂到简单、从高级到低级的逻辑次序逐级展开，世界著名的分类法有：《国际专利分类表》(IPC)、《杜威十进分类法》(DDC)、《美国国会图书馆图书分类法》(LC)、《中国图书馆分类法》（简称《中图法》)和《中国科学院图书馆图书分类法》（简称《科图法》)。

《中图法》从1974年起在全国试用。目前使用第四版，这种方法将各学科文献分为22个大类，用A到Z间的字母表示，但除去L、M、W、Y等四个字母，字母后的小类用数字表示。其中T工业技术类用双字母表示。

五大部类：马克思主义、列宁主义、毛泽东思想（A类）；哲学（B类）；社会科学（C～K类）；自然科学（N～V类、X类）；综合性图书（Z类）。

22个大类：A马克思主义 列宁主义 毛泽东思想；B哲学；C…K（9类）——C社会科学总论、D政治 法律、E军事、F经济、G文化 科学 教育 体育、H语言 文字、I文学、J艺术、K历史 地理；N…V、X（10类）——N自然科学总论、O数理科学和化学、P 天文学 地球科学、Q 生物科学、R 医药 卫生、S 农业科学、T 工业技术、U 交通运输、V 航天 航空、X 环境科学；Z 综合性图书。

分类号采用汉语拼音字母与阿拉伯数字的混合号码，用一个字母代表一个大类，以字母的顺序反映大类的序列，在字母后用数字表示大类下类目的划分，数字的设置尽可能代表类的级位。

目前中文的图书馆和主要中文文献数据库都采用《中图法》对文献内容进行分类导航。

本模块小结

本模块主要介绍了 CNKI 的检索方法，也简略介绍了万方、维普两种中文数据库的使用方法和各自的特色。希望大家通过本章的学习，能够举一反三，掌握一般中文数据库的检索步骤和策略，能够分析课题，选择合适检索词和检索途径，熟练书写检索式。本模块知识结构图如下：

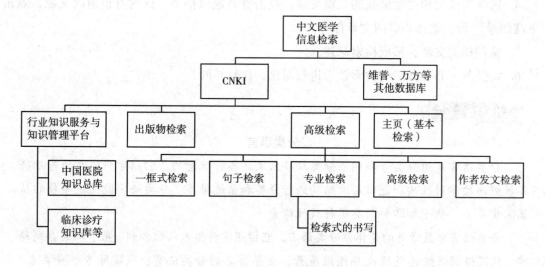

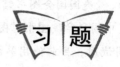

一、选择题

1. 中国知网数据库的类型是

   A. 全文数据库   B. 事实型数据库   C. 书目型数据库   D. 数值型数据库

2. CNKI 包含的专题文献数据库有多少个

   A. 128   B. 148   C. 158   D. 168

3. 2007 年以后《中华医学会期刊电子版》依托的数据平台是

   A. 中国知网   B. 万方数据资源系统

    C. 维普数据平台　　　　　　　　　　　D. 方正数据平台

4. 医学图谱库属于

    A. 全文型数据库　　　　　　　　　　　B. 多媒体数据库

    C. 事实型数据库　　　　　　　　　　　D. 文摘数据库

5. 中国生物医学文献服务系统（SinoMed）中能检索出含有"肝炎疫苗""肝炎病毒基因疫苗""肝炎减毒活疫苗""肝炎灭活疫苗"等文献的检索式是

    A. 肝炎？疫苗　　　B. 肝炎％疫苗　　　C. 肝炎＊疫苗　　　D. 肝炎＄疫苗

6. 《中华医学会期刊电子版》的检索方法支持的检索方式有

    A. 快速检索、高级检索、专业检索、二次检索、期刊检索

    B. 初级检索、高级检索、专业检索、期刊检索、二次检索

    C. 快速检索、简单检索、高级检索、专业检索、二次检索

    D. 简单检索、高级检索、专业检索、二次检索、期刊检索

7. 电子图书"electronic book"这一术语最早出现于

    A. 20 世纪 40 年代　　　　　　　　　　B. 1960 年代

    C. 1970 年代　　　　　　　　　　　　　D. 1980 年代

8. "＊"称为

    A. 通配符　　　　　B. 截词符　　　　　C. 限定检索符　　　D. 同句检索符

9. 检索语言主要包括

    A. 分类语言　　　　B. 主题语言　　　　C. 代码语言　　　　D. 上述均是

10. 在某学科领域中所载该学科文献量大、质量高，足以代表该学科现有水平和发展方向，实际被引用率、文摘率和利用率较高的那部分期刊为

    A. 电子期刊　　　　B. 学术性期刊　　　C. 核心期刊　　　　D. 检索性期刊

11. 检索文献数据库时，下列哪种方法不能扩大检索范围

    A. 主题词加权　　　B. 用 OR　　　　　C. 用主题词扩展　　D. 采用截词

12. 哪个途径是从文献的内部特征进行检索的

    A. 分类途径　　　　B. 号码途径　　　　C. 作者途径　　　　D. 刊名途径

13. 下列说法中错误的是

    A. 综述是有关研究某一问题或某些问题的文章

    B. 综述是从一定时间内的大量的文献中摘取的情报

    C. 综述是对特定的问题利用有关的情报进行的综合性叙述

    D. 综述的目的是建立新知识

14. 科研论文的三大要素是

    A. 材料与方法、结果、讨论　　　　　　B. 论点、论据、论证

    C. 新颖性、实用性、创造性　　　　　　D. 真实、可重复、有代表性

15. 下列属于文献外表特征的是

    A. 分类号　　　　　B. 主题词　　　　　C. 文献题名　　　　D. 关键词

16. 在机检中，布尔运算符的运算次序是

    A. OR ＞ NOT ＞ AND　　　　　　　　　B. NOT ＞ OR ＞ AND

    C. AND ＞ NOT ＞ OR　　　　　　　　　D. NOT ＞ AND ＞ OR

17. 科技文献70%以上来自于

    A. 期刊文献   B. 科技报告   C. 会议文献   D. 学位论文

18. 检索工具按著录方式划分，主要有

    A. 主题、著者、书名目录   B. 综合性、专业性、专题性检索工具

    C. 目录、索引、文摘、书目之书目   D. 手工检索工具、计算机检索工具

19. 查"肝肾联合移植或胰肾联合移植手术中的麻醉及护理"方面的文献，下列检索式中，哪一个是正确的

    A.（肝肾联合移植 OR 胰肾联合移植）AND 手术 AND（麻醉 AND 护理）

    B.（肝肾联合移植 AND 胰肾联合移植）AND 手术 AND（麻醉 OR 护理）

    C.（肝肾联合移植 OR 胰肾联合移植）AND 手术 AND（麻醉 OR 护理）

    D.（肝肾联合移植 AND 胰肾联合移植）AND 手术 AND（麻醉 AND 护理）

20. 下列是二次文献是

    A. 百科全书   B. 综述   C. 检索工具   D. 词典

21. 常用数据库中的"基本检索"属于下面哪一种检索类型

    A. 索引词检索   B. 概念检索   C. 字面检索   D. 扩展检索

22. 中国知网数据库的检索方式很多，需要在多个数据库中同时进行检索，可以使用的检索方式是

    A. 跨库检索   B. CNKI 搜索   C. 导航检索   D. 知网节

23. 中国知网数据库中提供的学科领域导航有几种

    A. 8 种   B. 10 种   C. 12 种   D. 13 种

24. CNKI 中学术期刊的文献更新速度是

    A. 每月更新   B. 每周更新   C. 每日更新   D. 每季度更新

25. 若检索作者来自漯河医学高等专科学校的所有文献，检索字段（即检索项）应设为

    A. 作者   B. 第一作者   C. 作者单位   D. 来源

26. 专利数据来源于

    A. 国家知识产权局知识产权出版社   B. 国际知识产权局

    C. 中国化工信息中心   D. 国家科技部科技评估中心

27. 在使用 CNKI 进行检索时，下列哪种检索方式可以通过编辑检索式的方式进行检索

    A. 初级检索   B. 高级检索   C. 跨库检索   D. 专业检索

28. 在 CNKI 中检索作者是吕润宏的文献，正确的检索式是

    A. 吕润宏 in AU   B. AU = 吕润宏 或者 AU = '吕润宏'

    C. 吕润宏 or AU   D. AU = "吕润宏"

29. 维普资源数据库的类型是

    A. 中文全文型数据库   B. 英文全文型数据库

    C. 中文文摘型数据库   D. 英文文摘型数据库

30. 维普资源数据库的检索方式不包括

    A. 基本检索   B. 期刊导航   C. 高级检索   D. 跨库检索

31. 以下哪个数据库能下载专利全文

A. 维普数据资源系统　　　　　　　　B. 万方数据知识服务平台

C. 读览天下　　　　　　　　　　　　D. 读秀知识库

32. 题录文摘信息不包括

A. 作者　　　　　　B. 篇名　　　　　　C. 文摘　　　　　　D. 全文

33. 国际上评价期刊最有影响力的一个指标是

A. 影响因子　　　　B. 读者统计数据　　C. 引文量　　　　　D. 价格

34. 检索式"A and B"中布尔逻辑算符 and 表示 A 和 B 之间的逻辑关系是

A. 与　　　　　　　B. 或　　　　　　　C. 非　　　　　　　D. 都不是

35. 根据中国图书馆分类法，共把图书分成多少大类

A. 20 类　　　　　　B. 21 类　　　　　　C. 22 类　　　　　　D. 25 类

36. 检索式"A or B"中布尔逻辑算符 or 表示 A 和 B 之间的逻辑关系是

A. 与　　　　　　　B. 或　　　　　　　C. 非　　　　　　　D. 都不是

37. 中国期刊全文数据库中，在检索路径"全文"输入某个检索词，是指

A. 在任何字段出现该词的论文　　　　B. 全文中含有该词的论文

C. 在文摘字段出现该词的论文　　　　D. 以上都不是

38. CNKI 下载的期刊论文，浏览全文必须安装

A. IE 浏览器　　　　　　　　　　　　B. SSreader 阅读器

C. CAJviewer 浏览器或 PDF 阅读器　　D. 书生阅读器

39. 在中文数据库中"在检索结果中"检索相当于

A. 逻辑"非"　　　B. 逻辑"与"　　　C. 逻辑"或"　　　　D. 逻辑"加"

40. 检索式"A not B"中布尔逻辑算符 not 表示 A 和 B 之间的逻辑关系是

A. 与　　　　　　　B. 或　　　　　　　C. 非　　　　　　　D. 都不是

二、思考题

1. 检索糖尿病防治的相关文献。

2. 查找厦门医学院王斌教授发表的论文。

3. 统计 2007—2016 年核心期刊发表的有关腰椎间盘突出症治疗相关研究的论文数量。

（吕润宏　王玉静　黄　海）　　　　扫码"练一练"

| 模块三 |
外文医学信息检索

扫码"学一学"

1. **掌握** 常见外文医学检索工具 PubMed 的基本检索、高级检索、期刊检索等使用方法，以及结果的阅读和输出。

2. **熟悉** ScienceDirect、SpringerLink 等其他外文网络数据库检索工具的使用方法。

3. **了解** PubMed 的个性化服务，以及外文免费全文数据库文献的获取。培养学生应用外文医学文献检索工具和数据库获取外文文献信息，并学会利用外文检索工具解决实际问题。

项目七　在 PubMed 上检索关于"肿瘤"的文献

知识准备

一、PubMed 简介

医学文献联机数据库（Medical Literature Analysis and Retrieval System Online, or MEDlars on LINE, MEDLINE）是美国国立医学图书馆（The National Library of Medicine, NLM）建立的，是当前国际上公认最权威的、使用频率最高的生物医学文献数据库。MEDLINE 收录了全世界 80 多个国家和地区出版的 5200 多种生物医学及相关学科期刊的文献，共 2400 多万篇文献，覆盖时段可以追溯到 20 世纪 50 年代，甚至更早。目前每年递增 40 万篇，以题录和文摘形式进行报道，仅在 1975 年前出版的文章，其 MEDLINE 记录中没有文摘，其中 75% 是英文文献。MEDLINE 内容涉及基础医学、临床医学、护理学等，以及其他与医学相关的生命科学、自然科学、社会科学、化学、药物、技术与设备、信息科学等学科，从而成为检索生物医学文献资源最为重要的数据库之一。随着计算机技术的高速发展，MEDLINE 内容被转为光盘数据库（MEDLINE CD－ROM）广泛使用，其中较为著名的有银盘（Silver Platter）、剑桥（Cambridge）等。我国自 1986 年开始引进 MEDLINE CD－ROM。

20 世纪 90 年代，随着互联网的快速发展，美国国立医学图书馆开始通过 WWW 方式向用户提供免费 MEDLINE 数据库检索，包括 PubMed、NLM gateway 等。PubMed 是因特网上使用最广泛的免费 MEDLINE，是美国国立医学图书馆所属的国家生物技术信息中心（NCBI）开发的基于 WEB 的生物医学信息检索系统，它是 NCBI Entrez 整个数据库查询系统中的一个。PubMed 是一个免费的搜索引擎，免费提供文献的题录和文摘，并提供原文全文的链接（付费或免费）。它的数据库主要来源为 MEDLINE、OLDMedline、In Process Citation（PreMedline）、Publisher－Supplied Citations，其核心主题为生物医学，但也包括其他与医学相关的领域，如护理学或其他健康学科等。PubMed 系统实时更新，与 PubMed 挂钩的出版商会自动向 PubMed 提供最新的文献摘要，而往往在这个时候文献还没有正式出版。因此，

PubMed 系统是世界上了解最新生物医学动态的最重要途径之一。

二、登录和使用前准备

（一）登录方式

1. 打开浏览器，在地址栏输入网址 http：//www. ncbi. nlm. nih. gov 后进入 NCBI 主页，选择 PubMed 即可进入 PubMed 主页（图7-1）。

2. 打开浏览器，在地址栏直接输入网址 http：//www. PubMed. gov 或 http：//www. ncbi. nlm. nih. gov/PubMed 即可进入 PubMed 主页。

3. 直接利用通用型搜索引擎，如谷歌、百度等，直接在检索区输入 PubMed 即可找到 PubMed 检索的官网，再点击进入 PubMed 主页。

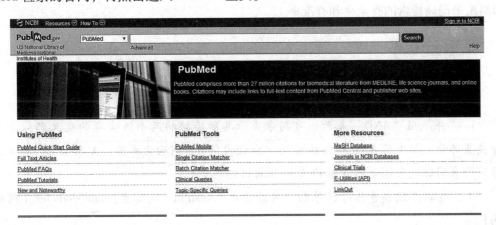

图7-1 PubMed 主页

（二）下载全文浏览器

PubMed 全文是用 PDF 文档格式保存的，因此需要下载相关浏览器，可在 Adobe 公司的网站下载安装 Adobe Acrobat Reader 专用阅读软件，用 Acrobat Reader 提供的功能可以对 PDF 文件进行各种操作，如查找文字、复制文字、存盘、打印等。

三、基本检索

与大多数国内外检索数据库的检索界面类似，PubMed 的主页即为基本检索界面（图7-1）。只需在检索提问框中输入检索策略（此处"检索策略"指检索内容），点击"Search"或"回车"即可完成检索，结果将以默认的方式显示在下方。检索策略可以是任何有实质意义的词、词语等，如主题词、副主题词、关键词、篇名、作者、刊名、ISSN、文献出版单位（机构）、出版年、出版国等。

（一）几种经常需要查询的检索词类型

1. 词语 直接在 PubMed 主页的检索框中键入英文单词或短语，不用区分大写或小写，然后点击"Search"或"回车"，检索结果将直接显示在主页下方。例如：键入"bone"后点击"Search"或"回车"，PubMed 便开始检索并将检索结果显示出来。

2. 著者 如果需要查询的是著作者时，在 PubMed 主页的检索框中键入著者姓氏全称和名字的首字母缩写，格式为："著者姓 空格 名字首字母缩写"。例如：外国人名 Nagaraj H，Kumari RV，中国人名 Yi J，然后点击"Search"或"回车"，系统会自动到著者字段去检索，并显示检索结果。

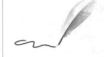

3. 刊名　在 PubMed 主页的检索框中键入刊名全称、MEDLINE 的缩写格式、ISO 缩写格式（国际标准化格式）或者 ISSN 号。例如：The American Journal of Nursing，或 Am J Nurs，或 1059 – 1524（ISSN 号），然后点击"Search"或"回车"，系统将在刊名字段检索，并显示检索结果。

4. 日期或日期范围　可以在检索框中键入日期或日期范围，然后点击"Search"或"回车"，系统会按日期段检索，并显示检索结果。日期的录入格式为 YYYY/MM/DD（年/月/日），也可以不录月份和日。例如：在检索框输入 2015/07/31，然后点击"Search"或"回车"，即可检索到 PubMed 中收录的所有 2015 年 7 月 31 日发表的文献。

此外，在基本检索部分，可同时输入多个检索词，检索词之间可使用逻辑运算符进行逻辑组配来提高检索的查全率和查准率。

知识链接

逻辑组配

常用逻辑运算符包括"AND""OR""NOT"等。

1. "并"用"AND"表示　可用来表示其所连接的两个检索项的交叉部分，也即交集部分。如果用 AND 连接检索词 A 和检索词 B，则检索式为：A AND B；表示让系统检索同时包含检索词 A 和检索词 B 的信息集合 C。

如：查找"胰岛素治疗糖尿病"的检索式为 insulin（胰岛素）and diabetes（糖尿病）。

2. "或"用"OR"表示　用于连接并列关系的检索词。用 OR 连接检索词 A 和检索词 B，则检索式为：A OR B。表示让系统查找含有检索词 A、B 之一，或同时包括检索词 A 和检索词 B 的信息。

如：查找"肿瘤"的检索式为 cancer（癌）or tumor（瘤）。

3. "非"用"NOT"表示　用于连接排除关系的检索词，即排除不需要的和影响检索结果的概念。用 NOT 连接检索词 A 和检索词 B，检索式为：A NOT B。表示检索含有检索词 A 而不含检索词 B 的信息，即将包含检索词 B 的信息集合排除掉。

如：查找"动物的乙肝病毒（不要人的）"的文献的检索式为 hepatitis B virus（乙肝病毒）not human（人类）。

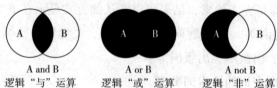

A and B　　　　A or B　　　　A not B
逻辑"与"运算　逻辑"或"运算　逻辑"非"运算

（二）智能化转换功能

PubMed 的基本检索具有强大的智能化转换功能，并支持多种智能检索功能，能方便用户提高检索效率。下面介绍其中几种。

1. 支持自由词智能转换为主题词的功能　PubMed 检索系统能自动将自由词（text word）转换为 MeSH 词进行检索，从而提高检索的查全率和查准率。例如：在检索框输入 vitamin C，实际上系统将检索策略智能转换为""ascorbic acid"［MeSH Terms］OR（"ascorbic"［All Fields］AND "acid"［All Fields］）OR "ascorbic acid"［All Fields］OR "vitamin C"［All Fields］"（实际执行的检索策略显示在检索界面的右侧 Search Details 中）。因为 vitamin C（维生素 C）是抗坏血酸的生物活性形式，在 MeSH 词表中 vitamin c 对应的主题词为 ascorbic acid（抗坏血酸），因此在 PubMed 中输入检索词 vitamin c 将智能转换为以上检索策略，代表的含义是文献中包含有 ascorbic acid 或者 vitamin c 的文献都可被检索到。换句话说，当用户输入一个非专业化的检索词时，PubMed 系统能自动地转换为专业术语词进行检索。

2. 支持逻辑组配检索　PubMed 的基本检索支持逻辑运算符 AND、OR、NOT，分别表示逻辑与、或、非，但是要求逻辑运算符要大写，并且前后要空格。例如：查找阿司匹林治疗高血压的文献，在检索提问框中输入 Aspirin AND Hypertension，代表的含义是可以检索到同时包含阿司匹林和高血压的文献。

3. 支持智能转换为逻辑组配检索　如果在检索框输入多个检索词或词组，并在前后用空格分开，PubMed 检索系统能自动将检索词进行逻辑组配，从而提高检索效率。例如：查找阿司匹林治疗高血压的文献，在检索提问框中输入 Aspirin Hypertension，检索系统实际检索策略为"（"aspirin"［MeSH Terms］OR "aspirin"［All Fields］）AND（"hypertension"［MeSH Terms］OR "hypertension"［All Fields］）"，系统智能将检索词用"AND（逻辑与）"组配进行检索，含义是系统智能将同时含有检索词 Aspirin 和 Hypertension 的文献检索到。换句话说，当用户只输入检索词，未用逻辑符号进行组配，也没有关系，因为 PubMed 系统能自动将这些检索词进行智能组配后进行检索。

4. 支持精确检索　PubMed 检索系统能智能地将自由词转换为主题词，智能地进行检索词或词组间的组配，但是某些特殊情况下，检索者不希望系统自行组配检索。因此为克服系统智能组配导致的误检，PubMed 检索系统可以通过在检索词或词组上加上双引号进行精确检索。例如：在检索框输入"Tea polyphenols"（茶多酚），系统将智能组配为 Tea AND polyphenols，检索结果为 2522 条，如果将词组加上双引号，在检索框输入"Tea polyphenols"，检索结果减少为 1218 条。精确检索虽然降低了查全率，但是提高了查准率。

除了以上介绍的 4 种检索方式外，PubMed 检索系统还支持截词检索（在检索词后加上"＊"）、通配符（在检索词中间加入"?"）检索以及字段限定检索等多种检索功能，这些功能都有利于文献检索提高查全率和查准率。

四、高级检索

一般情况下，基本检索能满足用户的大部分需求，但是当检索的问题相对较为复杂时，就需要使用高级检索来提高检索效率。通过点击 PubMed 的主页基本检索框下方的"Advanced"，即可进入高级检索页面。在高级检索区可以通过多个字段设置（字段含义见表 7-1），并选择适当的逻辑符号连接，即可组成相对复杂的检索策略进行精确检索。

表 7-1 PubMed 中常用的检索字段含义表

字段名称	含义	字段名称	含义
All Fields	所有字段	Language	语种
Affiliation	第一作者单位	MeSH Major Topic	主要的 MeSH 主题词
Author	作者	MeSH Subheadings	MeSH 副主题词
Author – First	第一作者	MeSH Terms	MeSH 主题词
Author – Full	作者全称	Other Terms	非 MeSH 主题词
Author – Last	最后一位作者（常为责任作者或通信作者）	Pagination	页码
Date – Entrez	文献收录 PubMed 中的时间	Publication Type	出版类型
Date – MeSH	文献收录 MeSH 中的时间	Publisher	出版者
Date – Publication	文献出版时间	Text Words	文本词
Editor	编者	Title	标题
ISBN	国际标准书号	Title/Abstract	标题/摘要
Issue	期刊期号	Transliterated Title	翻译题名
Journal	期刊	Volume	期刊卷号

五、主题词检索（MeSH 词检索）

医学主题词表（Medical Subject Headings，MeSH），是美国国立医学图书馆编制的权威性主题词表。它是一部规范化的可扩充的动态性叙词表。美国国立医学图书馆以它作为生物医学标引的依据，编制《医学索引》（Index Medicus）及建立计算机文献联机检索系统 MEDLINE 数据库。MeSH 汇集 18000 多个医学主题词。

MeSH 在文献检索中的重要作用主要表现在两个方面：准确性（准确揭示文献内容的主题）和专指性。标引（对文献进行主题分析，从自然语言转换成规范化检索语言的过程）人员将信息输入检索系统以及检索者（用户）利用系统内信息情报这两个过程中，以主题词作为标准用语，使标引和检索之间用语一致，达到最佳检索效果。

在进行检索时，用户输入一个主题词后，系统会自动显示该主题词所能组配的副主题词。MeSH 有一个副主题词表，副主题词（Subheadings）又称限定词（Qualifiers），与主题词进行组配，对某一主题词的概念进行限定或复分，使主题词具有更高的专指性。如诊断（diagnosis，DI）、药物治疗（drug therapy，DT）、血液供给（blood supply，BS）等。

知识链接

主题语言

用主题词存取文献是最通用，也是最重要的方法，这种方法称为主题法。所谓主题词，是指表示文献内容主题旨意的，经过规范化的词语（包括单词、词组和短语）。主题词不一定出现在论文的题目中，而是指能概括文献内容的基本词语。用来描述主题概念的词语称为主题词，将主题词按照一种便于检索的方式编排起来，就是主题词表。

任务一　应用基本检索查找关于"肿瘤"的文献

一、任务描述

本任务要求大家学会分析课题，制定检索策略，并通过 PubMed 首页的"基本检索"框进行检索，查找和阅览相关文献。

二、任务分析

如何在 PubMed 上利用基本检索查找关于"肿瘤"的文献呢？

1. 提炼检索词为"肿瘤"，首先必须了解关于"肿瘤"的基础知识。根据新生物的细胞特性及对机体的危害性程度，又将肿瘤分为良性肿瘤和恶性肿瘤两大类，而癌症即为恶性肿瘤的总称。因此，在医学上描述的肿瘤包括肿瘤和癌。基本检索里面的检索词可以是自由词或者专业的主题词，这个课题可以用以下检索词："肿瘤"和"癌"，如果希望检索结果更全面还可以增加"瘤"等词语。

2. 外文检索需要将提炼出来的中文检索词转换为英文词。可以利用搜索引擎查找"金山翻译""百度快译"等翻译成英文词，如肿瘤的英文有"neoplasm"或者"tumor"，癌的英文为"cancer"，其中"neoplasm"为主题词。

3. 分析检索词之间的逻辑关系，并用逻辑符号将检索词进行组配，从而构建检索策略（即在基本检索框输入的词语）。本课题可以分为以下 3 种策略。

（1）neoplasm。

（2）tumor or cancer（肿瘤包括 tumor 和 cancer，因此两者关系为并列关系，逻辑连接词为"or"）。

（3）tumor（前面"知识准备"部分讲述了 PubMed 有智能转换功能，支持自由词智能转换为主题词的功能，因此，仅输入"tumor"后台能智能转换为主题词"neoplasm"进行检索）。

三、操作步骤

1. 进入 PubMed 主页。打开浏览器，在地址栏直接输入网址 http：//www. PubMed. gov 或 http：//www. ncbi. nlm. nih. gov/PubMed 即可进入 PubMed 主页（图 7 - 1）。或者直接利用通用型搜索引擎，如谷歌、百度等，直接在检索区输入 PubMed 即可找到 PubMed 检索的官网，再点击进入 PubMed 主页。

2. 输入检索词策略。在基本检索界面的检索框中输入检索词：neoplasm 或者 tumor or cancer 或者 tumor 均可，点击回车即可进入检索结果界面。

不同的检索词策略检索结果不同（图 7 - 2a，图 7 - 2b，图 7 - 2c），因此在检索过程中可以尝试不断修改检索策略，提高检索效率。

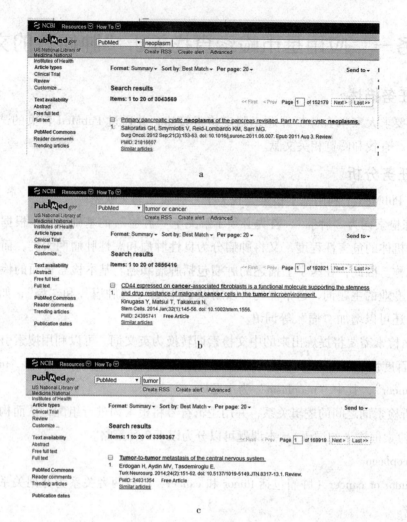

图 7-2　基本检索结果

任务二　应用高级检索查找关于"乳腺肿瘤的鉴别诊断"的文献

一、任务描述

前面已经对在 PubMed 上如何应用基本检索查找相关"肿瘤"文献的方法有所了解，本任务同样要求大家学会分析课题，制定检索策略，并通过 PubMed 首页的"高级检索"框进行检索，查找和阅览相关文献。

为什么要学会使用高级检索呢？因为当大家遇到多个检索字段的时候，基本检索需要就变得复杂，专业人员可以通过构建复杂的逻辑检索式准确检索，而非专业人员却难以轻松应付。高级检索可提供通过多个字段选择和逻辑组配选择，方便用户进行复杂检索。

例如：本课题"如何在 PubMed 查找关于'肿瘤'的文献"，因为检索结果过多，一般用户都增加一些限定，如课题内容、时间等。本任务在原有的基础上增加内容，设定为"如何在 PubMed 查找 2007—2017 年关于'乳腺肿瘤的鉴别诊断'的文献"。

二、任务分析

如何在 PubMed 查找 2007—2017 年关于"乳腺肿瘤的鉴别"诊断的文献呢？

1. 分析课题，列出检索本课题涉及的内容和限定条件。

时间限制：2007—2017 年。

内容："乳腺肿瘤的鉴别诊断"可以分解为两个关键词：乳腺肿瘤、鉴别诊断。

2. 外文检索需要将提炼出来的中文检索词转换为英文词。可以利用搜索引擎查找"金山翻译""百度快译"等翻译成英文词。将关键词"乳腺肿瘤"和"鉴别诊断"分别转换成英文词"breast neoplasm""differential diagnosis"。

3. 分析检索词之间的逻辑关系，并用逻辑符号将内容进行组配，从而构建检索策略（对应在高级检索框输入的检索词和选择的逻辑关系）。本课题中关键词"乳腺肿瘤"和"鉴别诊断"两者必不可少，因此两者的关系为"AND"，检索策略为"breast neoplasm AND differential diagnosis"。

三、操作步骤

1. 进入 PubMed 主页。打开浏览器，在地址栏直接输入网址 http：//www. PubMed. gov 或 http：//www. ncbi. nlm. nih. gov/PubMed 即可进入 PubMed 主页。或者直接利用通用型搜索引擎，如谷歌、百度等，直接在检索区输入 PubMed 即可找到 PubMed 检索的官网，再点击进入 PubMed 主页。

2. 通过点击 PubMed 的主页基本检索框下方的"Advanced"，即可进入高级检索页面（图 7 – 3）。PubMed 系统提供可检索的字段有作者、作者单位、摘要、关键词、主题词、标题、文献来源、参考文献等，因此检索词可以是主题词、关键词、作者名、作者单位、中图分类号、刊名等。各字段的含义详见"知识准备"单元的表格。检索词可以是单个，也可以是多个，多个检索词之间可以用逻辑符号连接。可以点击"All Fields"方框右侧倒三角形图标，选择相应字段，再在后面的文本框输入检索内容。此外，默认提供的字段是两行，可根据需要点击后面的"+""–"增删检索项目。

本任务时间字段，可以选择"Date – Publication"（出版日期），日期填写格式为"YY/MM/DD"（年/月/日），截止日期可填写检索当天的年/月/日，也可以用"present"（当前）。因此，此处填写"2007/01/01 to present"。

关于内容字段，本课题有两个关键词，因此先点击后面的"+"，增加一行，字段可以选择"Title""Text word"或者"Title/Abstract"，但是一般两行都选择相同的字段。再在相应的字段后文本框内填写关键词，并选择逻辑关系"AND"（图 7 – 3），PubMed 系统执行的检索策略显示在上方检索框中，点击"Search"或"回车"即可获得检索结果。

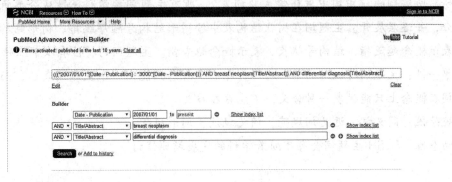

图 7 – 3　PubMed 高级检索

根据上述分析，在高级检索界面对应选择字段并输入相关信息。PubMed 系统执行的检索策略显示在上方检索框中，点击"Search"或"回车"即可获得检索结果。如果对检索不满意，可以重新修改，点击"－"或"＋"即可删去或增加检索项目。

任务三　应用主题词检索关于"肿瘤"的文献

一、任务描述

MeSH，一套生物医学领域的主题词表，是一种索引典，每个主题词（以下称 MeSH Term）代表特定的主题范畴。使用者可透过 MeSH Terms 查询文献。

前面我们介绍过 PubMed 中的自然语言查询方法，接下来要介绍另外一种以 MeSH 主题词查询的方式。首先我们需要明白主题词和自由词的区别。自由词检索就是指用未规范化处理的自然语言词语来检索信息，其特点是用户负担小，易查找，但查准率较差。主题词又称叙词，是在标引和检索中用以表达文献主题的规范化的词或词组，其特点是查准率高，但是一般检索用户不能准确知道检索词的主题词。同一个内容，作者用词会不一致，因此作者检索的结果也会有差别。尽管 PubMed 有智能转换功能，但是 MeSH 主题检索能帮我们更好地选择副主题词，优化检索策略，提高检索效率。

本小节任务是学会在 PubMed 中利用 MeSH 主题词检索，并学会阅读和选择相关信息。

知 识 链 接

MeSH 的概念体系

MeSH 的概念体系由主题词、副主题词、款目词和补充概念组成。主题词构成主题词表的主体，由生物医学领域的经过规范化的名词术语所构成，有独立检索意义，例如肿瘤（neoplasm）。副主题词是对文献主题起限定作用的词语，可提高检索的准确性，但本身无独立检索意义，例如药物疗法（drug therapy）。款目词又称入口词，是主题词的同义词或近义词，不能直接用来进行主题词检索，将自由词引见到主题词，例如肿瘤（tumor）。类目词是为保证分类表体系的完整性而设立的一类词汇，通常都是一些学科范围很大的词，不作为主题词使用。我国对医学信息的主题标引采用中国医学科学院信息研究所翻译的 MeSH，中医药文献则采用中国中医科学院中医药信息研究所编制的《中国中医药学主题词表》。所有主题词按学科属性从分类角度进行划分，并逐层展开。主题词在树状结构表中按树形结构号顺序编排。树形结构号越短，表示概念越泛指，结构号越长，表示概念越专指。主题词的特性有以下三种。

单一性：主题词与概念的单一对应，即一个概念只能用一个主题词表达，而一个主题词在概念上只能代表一种含义，不能存在歧义。

规范性：同义词、近义词规范、词义规范、词形规范。

动态性：MeSH 主题词会每年随着学科的发展增删修订。

二、操作步骤

如何在 PubMed 平台上利用 MeSH 主题词检索关于"肿瘤"的文献呢？

（一）如何确认肿瘤的主题词

1. 方法一　通过美国国立医学图书馆的主题词查询网站。

在浏览器地址栏键入 https：//meshb. nlm. nih. gov/search，进入检索界面。前面分析过肿瘤的英文词有"tumor""neoplasm""cancer"等，我们并不知道哪个是主题词。可以选择其中一个，如"tumor"输入到检索框（图 7-4），点击"Exact Match"即可进入检索结果界面，可以确认肿瘤的主题词为"neoplasms"（图 7-5）。

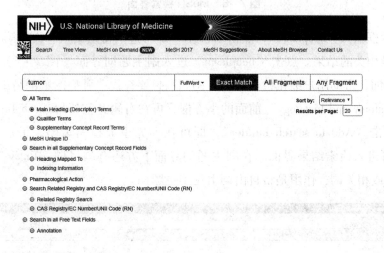

图 7-4　查找"tumor"的主题词

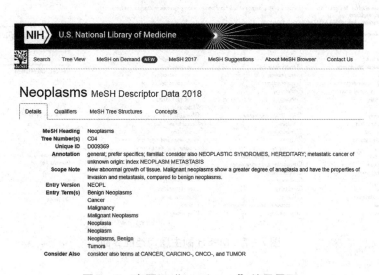

图 7-5　主题词"neoplasms"结果界面

2. 方法二　可以在 SinoMED（中国生物医学文献服务系统）提供的中文医学主题词表（CMeSH）中进行查询。

（二）利用主题词"neoplasm"进行主题词检索

1. 在 PubMed 主页，检索区间 PubMed 右侧点击倒三角形选择"MeSH Database"选项，或者直接主页中间"More Resources"栏目下选择"MeSH Database"点击"回车"，都可进入主题词检索界面（图 7-6）。

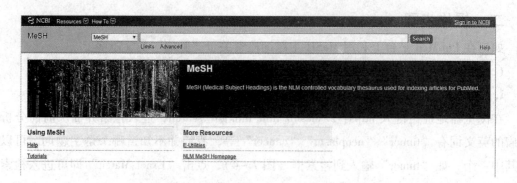

图 7-6　MeSH 检索界面

2. 在检索框输入"neoplasm"，点击"回车"即可进入检索结果界面。第一个就是 neo-plasm，也是最相关的结果。点击"neoplasm"进入副主题词界面（图 7-7），有很多可以选择的副主题词，帮助用户细化检索策略，例如：想要查找"肿瘤的解剖与组织学"文献，即可点击"anatomy and histology"前面的小方框，再在右侧 PubMed Search Builder（检索策略生成器）点击"Add to search builder"，即可在上方生成检索策略，最后点击"Search PubMed"即可进入检索结果界面。在副主题词界面下方还有款目词（Entry Terms），即主题词的同义词或相关词，作用是将自由词引见到主题词。

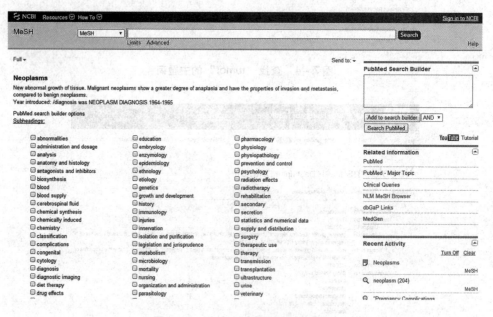

图 7-7　MeSH 副主题词组配界面

任务四　学会阅读关于"肿瘤"的文献题录
并输出题录或下载文献

一、任务描述

前面我们学会了如何应用基本检索、高级检索和主题词检索"肿瘤"相关文献，接下来的任务是学会浏览检索结果，学会阅读文献题名、作者、发表期刊、文摘，筛选符合用户需要的与"肿瘤"相关的文献，并输出题录或者获得全文。

二、操作步骤

（一）检索结果的浏览

PubMed 检索结果显示页面（图7-8），可以简单地概括为三个功能区域：检出文献题录显示区（中间部分）、检索结果分类筛选区（左侧）、相关信息补充区（右侧）。

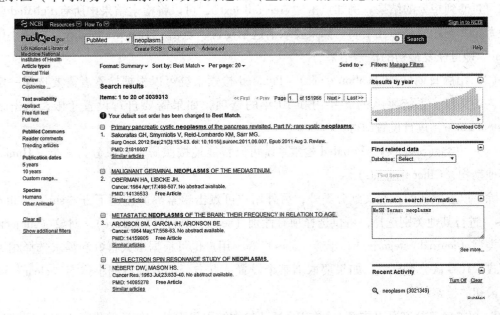

图7-8 PubMed 检索结果界面

1. 检出文献题录显示区（中间部分） 在 PubMed 检索结果界面的中间部分显示了检出文献的总数量、分页情况以及检出文献的题录，它们以默认的格式显示，用户也可以根据需要修改页面显示。在 PubMed 中检出文献的以默认的形式显示文献题录，分别包含了文献标题、作者、期刊名称、发表年份，卷期号以及页码等重要信息。在检索结果这个界面的题录后面还有一些很方便阅读的标注，如果文献是综述，在题录期刊来源的后面会标注"Review"；如果 PubMed 提供有免费全文，则在每条文献题录的 PMID 后面标注"Free Article"。PubMed 还在每条题录下方提供了类似文献（Similar articles）链接，点击即可进入类似文献界面，方便用户扩充检索。

用户通过浏览题录后，如果对某篇文献感兴趣，需要查看摘要或者获取全文信息，用户可以点击题录的蓝色标题部分，即可打开新的窗口，进入这篇文献的相关信息界面，系统默认摘要显示界面，用户可根据需要修改。在这个界面里提供了该篇文献的期刊来源、摘要、作者、关键词等详细信息，在页面右侧还提供有该篇文献的全文链接（免费或付费）。另外，在该界面带有下划线的内容例如刊名和作者等都有相关链接，例如点击刊名即可进入查看到 PubMed 中收录的该刊发表文献的情况，点击作者即可检索到 PubMed 中收录的该作者发表文献的情况。

2. 检索结果分类筛选区（左侧） PubMed 检索系统从不同角度对检索结果中的文献进行了多种分类，显示在检索结果显示页面的左侧区域，有利于检索者对检出结果进行甄别和筛选。这个区域的内容类似旧版中 Limit 所提供的功能。下面介绍几种常用的分类。

（1）文献类型（Article types） 检索结果界面默认的有临床试验（Clinical trial）、综述

（Review）等。检索者也可以通过点击"Customize"进行文献类型的定制，除了临床试验外，还有历史文献、新闻稿、实践指南等类型可供选择。

（2）文献可利用程度（Text availability） PubMed 检索系统不仅提供了免费的检索，大部分文献都提供了文摘，还有部分文献提供了免费全文阅读和下载。Text availability 下方分为三类：文摘（Abstract）、免费全文（Free full text）和全文链接（Full text），点击任意选项即可过滤到想要的结果。例如点击"Free full text"，可以将检索结果中所有 PubMed 收录有免费全文的题录显示在中间。如果要取消这个设置，点击"Text availability"右侧小体字"clear"即可恢复最初的检索结果。

（3）出版日期（Publication dates） PubMed 检索系统可以根据检索者需要选择一定时间段内的文献。系统默认的 5 年内和 10 年的选项，如果需要自行设置年限，点击下方"Custom range"进行设置即可。

（4）物类（Species） PubMed 检索系统可以智能地按照研究对象分为人类（Humans）和其他动物（Other Animals）。

除了以上默认的一些文献分类外，另外用户可点击检索界面左侧下方"show additional filters"进行其他类别选择，可供选择项有性别（sex）、语言（language）、对象（subjects）、期刊类型（journal categories）、年龄（ages）等，用户也可根据个人喜好和需求选择相关分类方式取代默认分类显示。如果要取消某个设置，点击分类名称右侧小体字"clear"即可恢复最初的检索结果。

3. 相关信息补充区（右侧） 在 PubMed 检索结果界面的右侧还提供了很多有用的相关信息，例如检出文献年趋势图，相关研究的链接，以及标题中包含检索词的文献等。

（二）检索结果的输出

PubMed 提供了多种检索结果输出方式，用户可在需要的文献前方框点击勾选，然后点击中间页面显示上方的"Send to"，弹出选择菜单，里面有多种保存方式可供选择（图 7-9），常用的有以下两种。

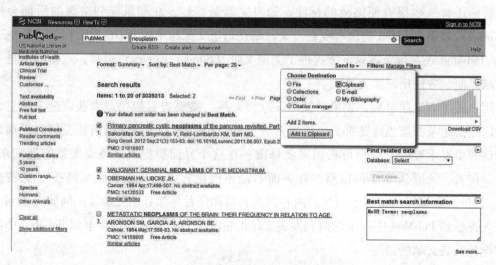

图 7-9 PubMed 检索结果保存方式

（1）可以选择"File"进行保存形式设置，再选择文献信息输出的形式，可以选择题录信息或者摘要等，它们将以文本形式保存。

（2）可以选择暂时放入剪切板（Clipboard）或者直接发送邮件（E－mail），剪切板最多可以保存 500 条文献记录，保存时间为 8 小时，如果没有操作系统将自动删除记录，还可以直接打印。

另外，在文献摘要界面上也有"Send to"标注，点击它也可将该页面的文献信息进行保存和输出。

任务五　查询"肿瘤"相关期刊信息

一、任务描述

除了前面介绍的基本检索、高级检索、MeSH Database（医学主题词检索）外，在 PubMed 主页还提供了 Journals Database（期刊检索）、Single Citation Matcher（单篇引文匹配器）、Batch Citation Matcher（批量引文匹配器）、Clinical Queries（临床咨询）等个性化检索服务，方便查询者的多种需求。因此，用户还可以换个思路，从与主题相关的期刊进行检索，通过期刊再阅览该领域最新的动态。本节任务是检索与"肿瘤"相关的期刊，学会阅读期刊的相关信息，并通过期刊检索相关文献。

二、操作步骤

在 PubMed 中可以查找它所收录的期刊信息，可以通过期刊所属学科或主题（topic）、期刊全名（Journal title）、期刊国际标准刊名缩写或 Medline 刊名缩写（Journal abbreviation）、国际标准连续出版物刊号（ISSN）等进行检索。

（一）检索方法

1. 点击 PubMed 主页下方"Journal in NCBI Database"，进入期刊检索界面（图 7 - 10）。

2. 在期刊检索界面的检索提问框中输入学科或主题词（topic）、期刊全名（Journal title）、期刊国际标准刊名缩写或 Medline 刊名缩写（Journal abbreviation）、国际标准连续出版物刊号（ISSN）等，点击"Search"或"回车"键即可进行检索。输入检索词后，下方即提供相关匹配内容可进行选择。

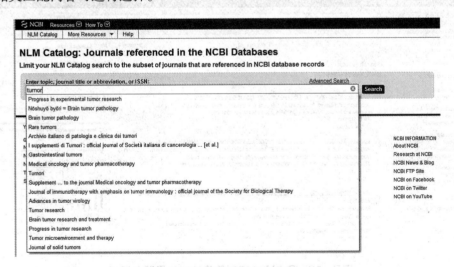

图 7 - 10　PubMed 期刊检索界面

　　本课题检索与肿瘤相关的期刊，并了解创刊时间、出版地点、语种以及电子期刊网址等。如图7-10所示在PubMed期刊检索界面的检索提问框中输入"tumor"，下方即出现相匹配的多种与肿瘤密切相关的期刊信息，它们基本按照相匹配程度由高到低依次排列，用户可需要选择相关的期刊进行检索。同时，还可以回到PubMed检索界面，直接输入期刊名称，如"Oncology and therapy"《肿瘤学与治疗杂志》。

（二）检索结果

　　期刊检索中提供了期刊的正式刊名，国际标准连续出版物刊名缩写、创刊年份、语种、出版国家、出版地区、ISSN、出版周期、电子期刊链接等相关信息（图7-11）。点击右侧"Add to search builder"按钮，即可自动添加到期刊论文检索策略，可查看该杂志内发表的论文（图7-12）。

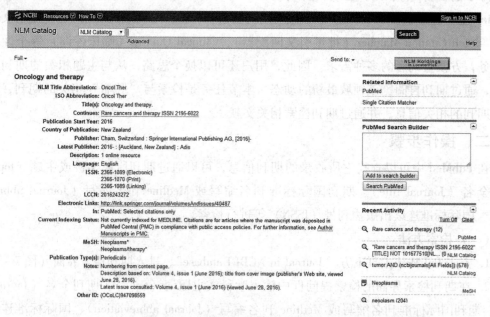

图7-11　PubMed期刊相关信息界面

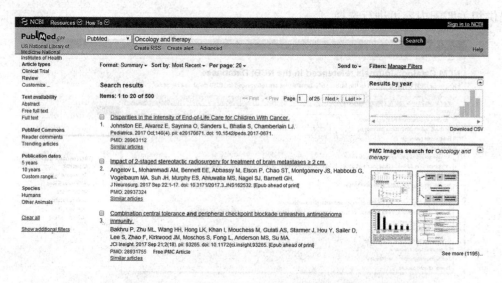

图7-12　PubMed期刊检索论文结果部分区域

项目八　利用 ScienceDirect、SpringerLink 数据库检索"肿瘤"相关文献

扫码"学一学"

知识准备

一、ScienceDirect 简介

ScienceDirect 是由 Elsevier 公司提供的全学科的全文数据库。Elsevier 是全球最大的科学文献出版发行商，每年出版 2000 多种期刊，2200 多种图书，覆盖的学科领域包括农业和生物科学、生物化学、遗传学和分子生物学、化学和化工、医学、药理学、毒理学和药物学、护理与卫生保健、心理学、计算机科学、地球科学、工程、能源和技术、环境科学、材料科学、航空航天、天文学、物理、数学、经济、商业、管理等 24 个学科，其中的大部分期刊都是 SCI、EI 等国际公认的权威大型检索数据库收录的各个学科的核心学术期刊。ScienceDirect 是 Elsevier 旗下的产品，得到 70 多个国家的认可，目前收录接近 2500 种期刊，26000 种图书，13397561 篇文献。目前文献可回溯到 1995 年的数据，有些甚至可回溯到创刊，最早的期刊是 LANCET（英国的柳叶刀）可回溯到 1823 年。

二、SpringerLink 简介

SpringerLink（德国施普林格）出版社始创于 1842 年，是全球最大的学术与科技图书出版社（每年出版约 5500 种新书），全球第二大学术期刊出版社（每年出版超过 1700 种学术期刊），2006 年收购 Humana、CMG 等出版社，2008 年收购世界上最大的开放获取（open access，OA）出版集团 BioMed Central Group（BMC）。Springer 通过 SpringerLink 系统提供学术期刊及电子图书的在线服务。2008 年，施普林格与中国知网（CNKI）签约合作。施普林格向 CNKI 免费提供 SpringerLink 电子出版物发布平台上各类资源（电子期刊、电子图书、丛书、工具书等）的题录摘要数据。CNKI 利用成熟的关联技术和关键词自动翻译功能，使用户免费看到丰富的施普林格出版物双语题录摘要。

目前 SpringerLink 约有 500 种全文电子期刊，涉及学科主题内容有：艺术与设计、生物医学、化学、计算机科学、经济与管理、教育、工程、环境科学、地理学、地球科学、人文科学、法律、生活科学、语言学、材料、数学、医学、哲学、物理与天文学、大众科学、心理学、社会科学、统计学等。网上检索年限为 1996 年至今。更新迅速，每周增加最新内容。

SpringerLink 网上检索提供有多语种界面，如英语、德语、中文等，支持跨库检索平台，即在同一个平台上一次性检索期刊、图书、丛书、参考工具书等；此外，还提供数字资源的数字对象唯一标识（digital object ldentifier，DOI）信息，可以很方便地对系统中图书的某一个章节、期刊的某一篇文章进行定位。

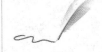

任务一　利用 ScienceDirect 检索"肿瘤"相关文献

一、任务描述

除了前面介绍的美国国立医学图书馆开发的 PubMed 以外，还有很多非常著名的外文生物医学数据库，如 ScienceDirect、SpringerLink、Highwire、EBSCO - host 等。这些外文专业数据库各具特色，互为补充，因此掌握多种外文数据库的使用非常重要。本小节的任务是学会如何利用 ScienceDirect 数据库检索"肿瘤"相关文献。

二、操作步骤

（一）登录方式

直接输入网址 http：//www. ScienceDirect. com，或者在百度等通用型搜索引擎中直接输入 ScienceDirect 进行搜索，再点击进入主页（图 8 - 1）。

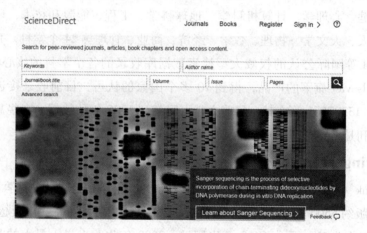

图 8 - 1　ScienceDirect 主页

（二）检索方法

1. 简单检索　就在 ScienceDirect 的主页上方，进入主页即进入了简单检索界面。

简单检索界面中有 6 个检索框，分别为"Keywords（关键词）"、"Author name（作者）"、"Journal/book title（期刊名）"、"Volume（卷）"、"Issue（期）"、"Pages（页）"字段。用户根据需要在对应的字段内输入检索词，点击"检索"按钮或者"回车"键即可开始检索。

本课题中检索肿瘤的论文，可以在 Keywords 内输入"neoplasm"，在查找到的结果中，"eye"可以出现在文章、期刊、书名等中，在检出结果的条目中"eye"一词被标出。检索结果页面（图 8 - 2）可以分为 2 个区域，左侧为筛选区和右侧题录显示区。左侧筛选区可以精确到不同的年份（Years）、不同的文献类型（Article type）、不同的出版物（Publication title）、不同的文献内容类型等。

检索结果默认按照相关度（Relevance）由高到低排列，也可点击"Date"选择按日期排序。文章分为免费和付费两种，免费提供的文献，在文章题名下方有"Open Access"（开放存取的文章）的标记；如果是付费的，每条检索题录下面会有 PDF 图标有"Purchase PDF"标记，并且会一般标明购买全文所需金额。点击题录的标题即可进入该篇文献信息界面，在这个界面右侧有搜寻相关文件按钮，通过搜寻相关文件按钮可检索到与该文内容类似的文章。

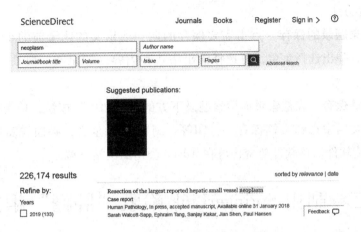

图 8-2　ScienceDirect 简单检索结果界面

2. 高级检索（Expanded Search）　在简单检索的界面或检索结果的界面中，点击右侧的"Advanced search"即可进入高级检索界面。

高级检索中可以选择文献来源，系统默认为 All（即包括后面所有选项），用户可以根据需要可选择后面的 Journal（期刊）、Bookstore（书店）、Reference works（参考著作）。高级检索支持多个检索内容的匹配检索，增加了"Affiliation（单位）"、"ISSN（国际标准连续出版物刊号）"、"ISBN（国际标准书号）"、"References（参考文献）"、"Source Title（正文检索）"等检索字段外，还增加了学科分类、文章类型、时间等限定条件，可进行更精确的检索。

另外还有 Expert Search（专业检索），用户可以根据需要自行编写检索策略。

3. 检索支持的功能　同 PubMed 一样，在 ScienceDirect 中同样支持用布尔逻辑算符检索、截词符（*）检索、精确检索（检索上加上双引号）等。如果检索词之间没有添加逻辑符号，则系统默认各检索词之间的逻辑算符为"AND"。除此以外，还支持一些其他检索功能，例如 ADJ（类似词组检索）表示两词前后顺序固定；NEAR，或 NEAR（n），表示两词间可插入少于或等于 n 个单词，且前后顺序任意，系统默认值为 10；同音词检索：用［］括住检索词，可检索到同音词；拼写词 TYPO［］：可进行同一词义不同拼写的检索，例：TYPO［fiber］，还可找出 fiber。

（三）期刊检索

除了简单检索和高级检索外，用户还可以通过点击"Journal"获取期刊信息。ScienceDirect 系统提供期刊首字母顺序（Alphabetical List of Journals）导航浏览并选择需要的刊名。

选中刊名后，单击刊名，进入该刊所有卷期的列表，进而逐期浏览。单击目次页页面右侧的期刊封面图标，可连接到 Elsevier Science 出版公司网站上该期刊的主页。在期刊索引页或期刊浏览页上方设有一个检索区，可进行快速检索。用户可在左侧检索框中输入检索词，再利用右侧下拉菜单选择检索字段。检索字段包括："All Fields（所有字段）"、"Citation & Abstract（题录和文摘）"、"Author Name（作者）"、"Article Title（文章标题）"、"Abstract（文摘）"等。在期刊浏览页上方的检索区中，还可利用另一下拉菜单选择"All of Electronic Journals（所有电子期刊）"、"Just This Category（某一学科分类）"或"Just This

Journal（某种期刊）"检索字段，进行期刊种类的限定。检索策略确定后，点击"Search"按钮，进行检索。

（四）保存方法

1. 检索结果题录的保存 点击需要保存的期刊或论文的题录前的小框，而后再单击"Export"按钮，弹出选择菜单，可选择输出格式和内容（题录或摘要），然后进行相关操作即可。

2. 全文下载保存 在检索页面检索题录下方的有"PDF"按钮，单击即可打开全文浏览，再在 PDF 文档中选择文档保存、打印等。浏览 PDF 全文，必须先安装 Adobe Acrobat Reader 专用阅读软件。该软件免费，可在 Adobe 公司的网站下载。

任务二 利用 SpringerLink 检索"肿瘤"相关文献

一、任务描述

在"知识准备"环节，我们已经介绍了 SpringerLink 数据库的相关内容。本任务要求大家通过 SpringerLink 数据库的简单检索、高级检索及期刊检索功能进行检索，并学会对检索结果进行处理的方法。

二、操作步骤

（一）登录方式

直接输入网址 http：//link. springer. de，或者在百度等通用型搜索引擎中直接输入 SpringerLink 数据库进行搜索，再点击进入 SpringerLink 数据库即可主页（图 8 – 3）。

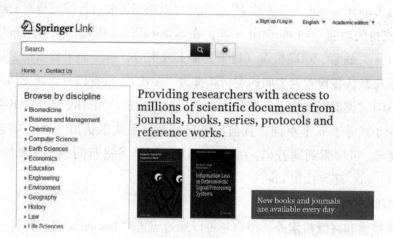

图 8 – 3 SpringerLink 主页

（二）检索方法

1. 简单检索 简单检索就在 SpringerLink 的主页上，进入主页即进入了简单检索界面。直接在检索框中输入单个或多个检索词即可进行检索，多个检索词之间是默认逻辑"与"的关系。

2. 高级检索 在简单检索框后面有齿轮状的选择按钮（open search options），点击后选择"Advanced Search"即可进入高级检索页面（图 8 – 4）。高级检索界面中有以下 6 个检索框。

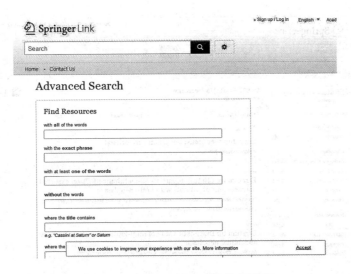

图 8 – 4　SpringerLink 高级检索界面

（1）With all of the words　代表命中前面检索框中的所有检索词的文献方可被检出，功能实际等同于逻辑检索中的"AND"。

（2）With at least one of the words　代表命中前面检索框中的任何一个检索词的文献即可被检出，功能实际等同于逻辑检索中的"OR"。

（3）Without the words　代表前面检索框中的任何一个检索词均不被命中的文献即可被检出，功能实际等同于逻辑检索中的"not"。

（4）With the exact phrase　代表短语精确检索，检索结果需要完全匹配检索框的检索词语的文献方可被检出。

（5）Where the title contains　代表标题检索字段。

（6）Where the author/editor is　代表作者检索字段。

用户根据需要在对应的字段内输入检索词，点击"检索"按钮或者"回车"键即可开始检索。

另外下方还可输入时间限制查询内容的年限。

3. 期刊检索　在 SpringerLink 主页左侧提供有学科分类（Browse by discipline）浏览检索，用户可以根据需要进行选择。

（三）检索结果处理

在简单检索框输入"infant nursing"，即可进入 SpringerLink 检索结果显示界面（图 8 – 5），这一页显示符合检索条件的文献清单。同其他数据检索结果界面一样，左侧显示了分类筛选项目，例如内容类型、学科分类、语种等；中间部分显示命中的文献的题录，包括了文献的简要信息。检出题录的右侧显示有"Open Access"，则说明该篇文献可以免费获取全文，有以下两种文件格式。

1. 点击"Download PDF"打开 PDF 格式的全文。浏览 PDF 全文必须先安装 Adobe Acrobat Reader 专用阅读软件。该软件免费，可在 Adobe 公司的网站下载。用 Acrobat Reader 提供的功能可以对 PDF 文件进行各种操作，如查找文字、复制文字、存盘、打印等。

2. 点击"View Article"可以打开 HTML 格式的全文，提供的功能与一般超文本网页页面相同，操作简单。

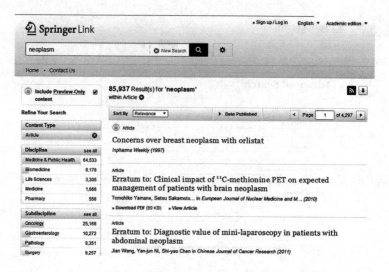

图 8 - 5　SpringerLink 检索结果界面

本模块小结

本模块主要介绍了常用的生物医学外文数据库 PubMed 的检索方法。国外有非常多优秀的生物医学外文数据，使用方法都大同小异。本模块通过介绍 PubMed、ScienceDirect、SpringerLink 等几种外文数据库的使用方法，希望大家能够举一反三，触类旁通。课余请同学们多进行实践练习，尝试多使用几种数据库，并进行对比，方便今后查找外文生物医学文献。本模块知识结构图如下：

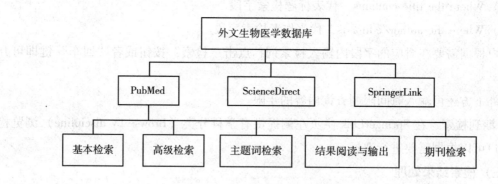

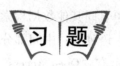

一、选择题

1. 在外文三大检索工具中，只收录期刊文献、只收录会议文献、既收录期刊文献又收录会议录文献的分别是

　　A. SCI(SSCI)　CPCI　EI　　　　　　　B. SCI(SSCI)　EI　CPCI

　　C. CPCI　EI　SCI(SSCI)　　　　　　　D. EI　SCI(SSCI)　CPCI

2. 国际上评价期刊最有影响力的一个指标是

A. 影响因子　　　　　　　　　　　B. 读者统计数据

C. 引文量　　　　　　　　　　　　D. 价格

3. SCI 数据库中已知一篇 2006 年发表的文献，通过哪个信息可以了解与这篇文献有共同引文的文献

A. 相关文献 Related Records　　　　B. 被引频次 Times Cited

C. 被引参考文献 Cited References　　D. 出版年份 Publication Year

4. 在 SCI 数据库检索牛东晓老师发表的文章，检索式正确的是

A. AU = n dx　　B. AU = niu dx　　C. AU = dx niu　　　D. AU = niu，d - x

5. 题录"He Yu'an, Yu Tao, Liu Lilan, et al. A QoS - based Task Decomposing Middleware Research for Manufacturing Grid［C］. in Proc. of 1st International Conference on Semantics，Knowledgeand Grid（SKG 2005），Beijing，China，2005：513 - 519."反映的是什么类型的文献

A. 期刊论文　　B. 图书　　　　C. 专利文献　　　　D. 会议论文

6. 若想让 produce、product、production、productivity 出现在检索结果中，应使用的逻辑运算符是

A. 逻辑或　　　B. 逻辑与　　　C. 逻辑非　　　　　D. 截词符

7. 以下外文电子资源中，属于全文数据库的有

A. ScienceDirect Online　　　　　　B. Science Citation Index

C. EI　　　　　　　　　　　　　　D. INSPEC

8. Science Citation Index Expanded（SCI - EXPANDED）回溯年限为

A. 1498 年　　　B. 1899 年　　　C. 1968 年　　　　D. 1969 年

9. 在 SCI 外文数据库中，任意多字符的截词符是

A. *　　　　　　B. ?　　　　　　C. #　　　　　　　D. $

10. 在 ISI Web of Knowledge 平台上检索时，可将检索结果按什么排序来快速锁定高被引的有影响力的论文

A. 被引频次　　　B. 第一作者　　　C. 作者机构　　　　D. 核心期刊

二、思考题

1. 利用 PubMed 等常见外文数据库检索关于糖尿病的研究论文，记录检出结果条数，并摘录 1 篇文献的题录，写出中文题名、作者、期刊名称、出版时间、页码范围。

2. 利用 PubMed 等常见外文数据库检索 2005 年至今关于阿司匹林的文献 1 篇，写出中文题名、作者、期刊名称、出版时间、页码范围。

3. 利用 PubMed 等常见外文数据库 2013—2015 年《新英格兰杂志》中关于白血病的文献 1 篇，写出中文题名、作者、期刊名称、出版时间、页码范围。

4. 请在 PubMed 中检索一个与你专业有关的期刊，选择一个记录该刊的全称、创刊时间、出版周期、出版地、语言等信息。

5. 尝试利用 PubMed 以外其他外文数据库检索安乐死相关文献，并记录和翻译题录，写出中文题名、作者、期刊名称、出版时间、页码范围。

扫码"练一练"

（易　娟　黄　海）

模块四
其他文献检索

1. **掌握** 专利、标准文献、医学会议文献、学位论文的检索方法；以及利用引文检索进行文献评价的方法。

2. **熟悉** 国家知识产权局和中国知网专利数据库的专利检索方法，中国标准服务网、标准信息服务网等常见标准数据库的检索方法，以及相关文献检索结果的处理。

3. **了解** 医学会议文献常见的检索网站；学位论文常用的国内外数据库；国际标准、国家标准的相关概念及其检索方法。

扫码"学一学"

项目九　利用专利数据库检索有关专利文献

知识准备

一、专利的概念

专利（Patent）包括三种含义：专利权，即国家专利管理部门依法授予专利申请人独占实施其发明创造的权利；获得专利权的发明创造；专利文献。

二、专利的类型

我国现行专利法确定专利包括发明专利、实用新型专利和外观设计专利三种类型。

1. 发明专利 指对产品、方法或者其改进所提出的新的技术方案，如"促肝细胞生成素""稳定的血红蛋白的制备方法""一种治疗慢性湿疹的药物及其制造方法"等。

2. 实用新型专利 指对产品的形状、构造或者其结合所提出的适于实用的新的技术方案，如"医用冷敷袋""多功能脊柱牵引器"等。

3. 外观设计专利 指对产品的形状、图案或者其结合以及色彩与形状、图案的结合所作出的富有美感并适于工业应用的新设计，如"包装盒《冬虫夏草》"。

三、专利文献的概述

专利文献是指实行专利制度的国家及国际性专利组织在审批专利过程中产生的官方文件及其出版物的总称，通常包括专利说明书、专利公报、专利索引、专利题录、专利文摘、专利分类表、申请专利时提交的各种文件（如请求书、权利要求书、有关证书等）以及与专利有关的法律文件和诉讼资料等。一般来说，专利文献指专利说明书，它主要包括扉页、权利要求书、说明书和附图等部分。专利文献检索就是检索专利说明书。

1. 扉页 是向人们提供有关该说明书所载发明创造的技术、法律等方面的情报特征（图9-1）。

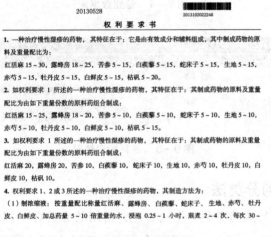

图9-1　专利扉页

2. 权利要求书　提供了该专利申请或专利保护的技术特征范围，是确定专利权范围及判定是否侵权的依据（图9-2）。

图9-2　权利要求书

3. 专利说明书　对申请专利的发明创造做出清楚说明的文件，包括发明创造的名称、所属技术领域、已有技术水平、目的、技术方案、与背景技术相比所具有的效果、附图说明、最佳实施方案等（图9-3）。

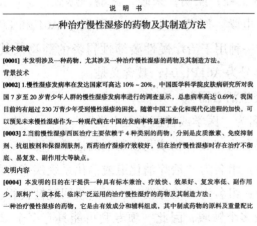

图9-3　专利说明书

4. 附图 适用于补充说明书文字部分的文件，有些国家把附图看成是专利申请文件中一个独立部分。在中国，附图属于说明书的一部分（图9－4、图9－5）。

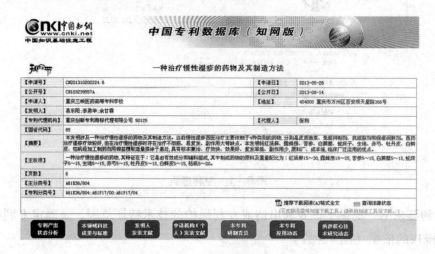

【申请号】	CN201310202224.6	【申请日】	2013-05-28
【公开号】	CN103239557A	【公开日】	2013-08-14
【申请人】	重庆三峡医药高等专科学校	【地址】	404000 重庆市万州区百安坝天星路366号
【发明人】	易东阳;李勇华;余甘霖		
【专利代理机构】	重庆创新专利商标代理有限公司 50125	【代理人】	张利
【国省代码】	85		
【摘要】	本发明涉及一种治疗慢性湿疹的药物及其制造方法。当前慢性湿疹西医治疗主要依赖于4种类别的药物，分别是皮质激素、免疫抑制剂、抗组胺剂和保湿润肤剂。西药治疗湿疹疗效较好，但在治疗慢性湿疹时存在治疗不彻底、易复发、副作用大等缺点。本发明将红活麻、露蜂房、苦参、白蒺藜、蛇床子、生地、赤芍、牡丹皮、白鲜皮、枯矾经加工制药剂用棉签攒取适量搽涂于患处，具有标本兼治、疗效快、效果好、复发率低、副作用少，原料广、成本低，临床广泛运用的优点。		
【主权项】	一种治疗慢性湿疹的药物，其特征在于：它是由有效成分和辅料组成，其中制成药物的原料及重量配比为：红活麻15～30，露蜂房18～25，苦参5～15，白蒺藜5～15，蛇床子5～15，生地5～15，赤芍5～15，牡丹皮5～15，白鲜皮5～15，枯矾5～20。		
【页数】	6		
【主分类号】	A61K36/804		
【专利分类号】	A61K36/804;A61P17/00;A61P17/04		

图9－4　专业数据库

法律状态公告日	法律状态	法律状态信息
2013-08-14	公开	公开
2013-09-11	实质审查的生效	实质审查的生效 IPC(主分类):A61K 36/804 申请日:20130528
2014-07-30	授权	授权

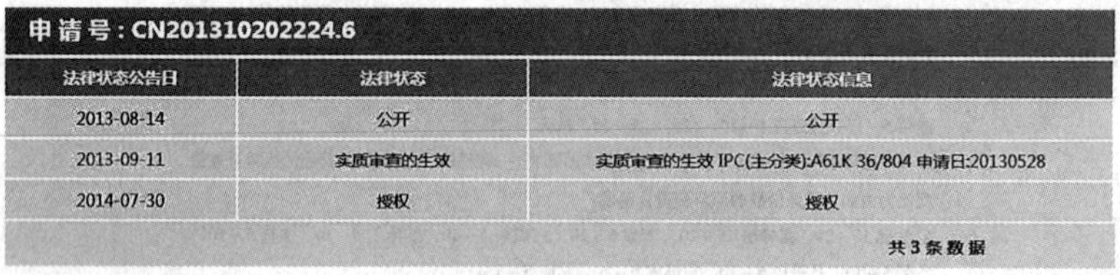

图9－5　专利检索结果

四、专利文献的分类法

专利文献一般根据特定的专利分类法管理，常用的分类有《国际专利分类法》（International Patent Classification，IPC），以及各个国家制定的专利分类法。《国际专利分类法》按照技术主题设立类目，将专利文献分为五个不同的等级，即部（Section）、大类（Class）、小类（Subclass）、大组（Group）、小组（Subgroup），逐级分类形成一个完整的等级分类体系。按技术领域专利文献分为八个部分，分别以A～H字母表示。①A部：人类生活必需；②B部：作业运输；③C部：化学，冶金；④D部：纺织，造纸；⑤E部：固定建筑物；⑥F部：机械工程，照明，采暖，武器，爆破；⑦G部：物理（控制、计算、信息存储等）；⑧H部：电学。医药卫生专利主要属于A61和C07类。以专利公开号为CN100534498、题目为“一种用于治疗慢性萎缩性胃炎的药物及其制备方法”的专利IPC号为例，该专利IPC分类号为A61P1/04，其含义是：

A部：名称为“人类生活必需”；

A61（大类号）：类名为“医学或兽医学卫生学”；

A61P（小类号）：类名为“化合物或药物制剂的治疗活性”；

A61P1/00（大组号）：组名为“治疗消化道或消化系统疾病的药物”；

A61P1/04（小组号）：组名为“治疗溃疡、胃炎或回流性食管炎的药物”。

由于大多数专利涉及多个领域，因此一项专利可能具有多个IPC分类号，如上述专利的其他分类号是A61K3618984，代表“人类生活必需”部类中“医学或兽医学卫生学”大类里"剔医用、牙科用或梳妆用的配制品"小类、"含有来自藻类、苔藓、真菌或植物或其派生物，例如传统草药的未确定结构的药物制剂"大组、"兰科"小组"石斛属"。通过专利分类检索可以获得该专利族的相关专利资料，有助于相似专利分析。

五、专利文献检索

专利检索包括国内专利文献检索和国外专利文献检索。这里仅介绍几种常见的国内专利文献检索的网站和数据库。

（一）中国国家知识产权局专利数据库

中国国家知识产权局（State Intellectual Property Office of the P. R. C, SIPO）负责知识产权保护、专利审核与管理、知识产权发展规划以及相关法律法规建设等工作，通过该局主页右侧提供的"专利检索与服务系统"（http：// www. sipo. gov. cn /）可检索该局收集的103 个国家、地区和组织的专利数据，其中收录了 1985 年以来该局公布的专利文献。网站要求新用户注册并登录，然后可以通过首页"专利检索"链接进入"专利检索与分析"。数据库检索页面提供了常规检索、高级检索、导航检索、药物检索、热门工具、命令行检索和专利分析等 8 个功能模块，每个模块都有详细使用说明。在常规检索中，检索途径有检索要素、申请号、公开（公告）号、申请（专利权）人、发明人和发明名称，其中检索要素又包括标题、摘要、权利要求和分类号 4 个检索字段，使用每一途径系统都会自动提供简易说明，非常方便。高级检索更加方便，系统给出常用检索途径，在需要的检索字段中输入检索词或其他检索要求，点击"生成检索式"，则在"命令编辑区"中生成检索命令，再点击"检索"查找相应专利文献，对检索结果不满意时可通过表格框或在"命令编辑区"中修改检索条件。

（二）其他

中国专利信息中心"专利之星"检索系统（http：//www. cnpat. com. cn）；

国家科技图书文献中心中外专利数据库（http：//www. nstl. gov. cn）；

万方数据知识服务平台提供的专利数据库（http：//www. wanfangdata. com. cn）；

上海知识产权（专利信息）公共服务平台（http：//www. shanghaiip. cn/）；

中国药物专利数据库（http：//59. 151. 93. 198/Medicine/autoLogin）；

中国知网专利数据库（http：//kns. cnki. net/kns/brief/result. aspx？dbprefix = SCOD）。

任务一 利用中国国家知识产权局专利数据库检索有关"缓释微囊"专利文献

一、任务描述

简单（常规）检索的应用。利用国家知识产权局专利数据库中的"常规检索"，查询"缓释微囊"的相关专利信息。

二、操作步骤

1. 在百度检索框中输入"中华人民共和国国家知识产权局"，进入官网首页，注册并登录后可以使用其"专利检索"功能。如图 9-6 所示。

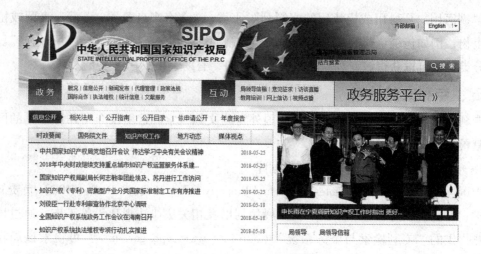

图9-6 国家知识产权局网首页

2. 选择右侧"专利检索", 进入专利检索界面（图9-7）。

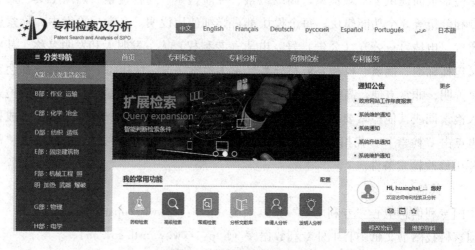

图9-7 专利检索界面

3. 点击"常规检索", 出现如图9-8所示界面。"常规检索"又称简单检索, 国家知识产权局网为用户提供了一站式的检索方式, 用户可以直接在这里输入检索词进行检索。

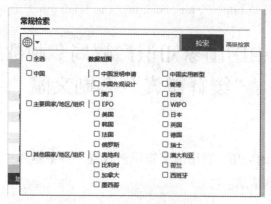

图9-8 专利常规检索界面

4. 在检索框中输入"缓释微囊"点击检索，检索结果如图 9-9 所示。

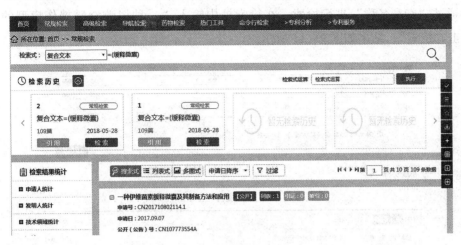

图 9-9 专利检索结果

任务二 利用中国知网专利数据库检索有关"一种树鼩脊髓挫伤模型的构建方法"的专利文献

一、任务描述

高级检索的应用。任务一已经学习了国家知识产权局网的"高级检索"功能，本任务再来学习利用中国知网专利数据库的高级检索界面检索有关"一种树鼩脊髓挫伤模型的构建方法"的专利文献。

二、操作步骤

1. 在中国知网专利文献检索界面点击"高级检索"，进入高级检索界面，如图 9-10 所示。

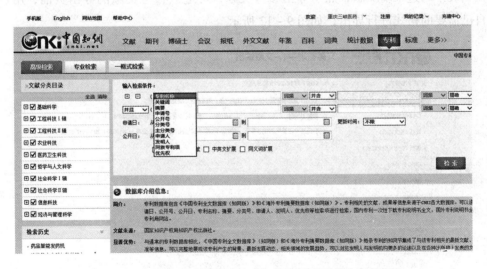

图 9-10 中国知网专利检索下高级检索界面及检索条件组配

2. 通过检索界面可以看出，高级检索提供了更多的检索途径，用户可以通过自己熟悉的检索方式进行检索。

为了使检索到的文献符合自己的需求，高级检索还为用户提供了逻辑检索，通过逻辑组配（图9-10）来调节检索结果。

3. 通过"专利名称"进行检索，在检索框中输入"一种树鼩脊髓挫伤模型的构建方法"点击"检索"，结果如图9-11所示。

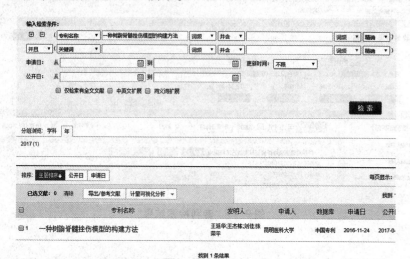

图9-11 检索结果

CNKI检索结果默认为列表显示，每页默认为20条，用户可以根据自己的需要来选择显示10、20条或50条，内容包括专利名称、发明人、申请人、数据库、申请日、公开日和下载次数，有助于用户找到受关注率较高的专利。CNKI提供所有结果的多种排序方式，默认为主题排序，用户可以根据需要选择公开日或申请日对检索结果进行排序。在检索结果页侧栏，用户可以选择资源类型，专利类别对结果进行过滤，也可以在检索结果列表上方对结果进行来源数据库、学科、发表年度、研究层次、作者等的过滤，以获得符合需求的专利文献。

在列表中勾选某篇文献，点击导出参考文献，可进入参考文献的导出页面，用户可以选择自己需要的格式进行导出，如图9-12所示。

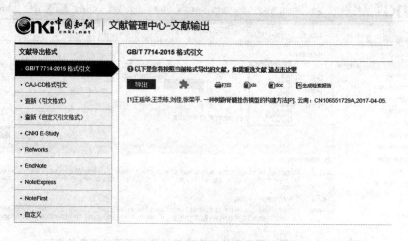

图9-12 检索结果参考文献导出

4. 直接点击某篇专利文献标题，可进入阅览页，用户可在此页面了解专利文献申请号、申请日、申请人、发明人、地址、代理人等信息，同时用户可以在此页面点击"下载"进行保存，CNKI提供CAJ和PDF两种下载模式，用户可以根据需要选择下载类型，若选择

CAJ 模式，则需要安装专门的 CAJ 阅读软件。如图 9 – 13 所示。

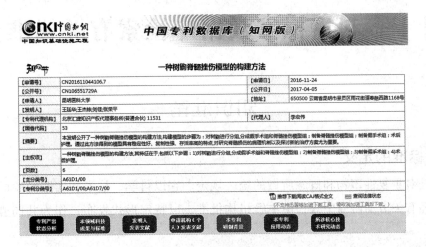

图 9 – 13　专利阅览页

　　点击"单篇文献"进入阅览页后，除可看到文献本身的内容信息、全文下载链接等，CNKI 还做了该文献的相关产出状态分析，申请机构个人其他专利和相似专利等内容，帮助用户获得拓展内容。

扫码"学一学"

项目十　利用标准数据库检索有关标准文献

知识准备

一、标准的定义

标准是对重复性事物和概念所做的统一规定。它以科学、技术和实践经验的综合成果为基础，经有关方面协商一致，由主管机构批准，以特定形式发布，作为共同遵守的准则和依据。

简洁地说，标准是指对工农业生产和工程建设的产品质量、检验方法和技术要求等方面所做的统一规定，是有关方面应共同遵守的技术依据与准则。

1901 年英国成立了世界上第一个标准化机构，世界第一批国家标准随后问世。20 世纪 60 年代以来，各国标准文献大幅度增长，现在许多国家都十分重视标准文献的管理与利用，标准文献也成了综合情报源的重要组成部分。目前，已有一百多个国家和地区制定了国家标准和区域标准。

二、标准文献的概述

（一）概念

标准文献是标准化工作的成果，主要是指与技术标准、生产组织标准、管理标准以及其他具有标准性质的文件所组成的特种科技文献体系。广义的标准文献是指记载、报道标准化的所有出版物。狭义的标准文献是指技术标准、规范和技术要求等，主要是指技术标准。

（二）构成标准文献的必要条件

1. 标准是经过有关方面的共同努力所取得的成果，它是集体劳动和智慧的结晶。

2. 标准必须经过公认的权威机构或授权单位的批准认可。

3. 标准必须随着科学技术的发展而更新换代，即随着技术水平的提高而不断进行补充、修改，甚至废止。

（三）标准文献的特征

标准文献除了以标准命名之外，还常以规格、规程等名称出现。但并非所有具有这些名称的文献都是标准文献。一般来说标准文献应该具有如下特征：①标准级别；②标准号；③标准名称；④标准内容；⑤标准提出单位；⑥标准归口单位；⑦标准起草单位与起草人；⑧标准批准机构；⑨标准批准日期；⑩标准实施日期。

（四）标准文献的分类

1. 按标准适用范围划分

（1）国际标准　由国际标准化组织（ISO）制订，并作为国际上通用的标准。

（2）区域标准　由某一区域标准化组织批准的标准，只适用于某一区域，如全欧标准（EN）。

（3）国家标准　经国家标准化机构批准，在国内执行的标准，如中国国家标准（GB）。

（4）部颁标准　由国家主管部门批准，适用于某一专业范围内的标准，如中国卫生部标准（WS）。

（5）企业标准　由某一企业或部门批准，适用于本企业或本部门的标准。

2. 按标准内容划分

（1）基本标准　是指对科研和生产活动具有广泛指导意义的最基本的标准，如专业名词、符号和计量单位等。

（2）产品标准　对有关产品的形状、尺寸和性能等要求。

（3）方法标准　对产品的实验、检查和测定等规定。

产品标准和方法标准是技术标准的主要内容。

3. 按标准成熟程度划分

（1）法定标准　具有法律效力，国家强制要求执行的标准。

（2）推荐标准　是指在生产、交换、使用等方面，通过经济手段或市场调节而自愿采用、推荐的一类标准。属于技术文件，不具有强制执行的功能，但建议执行。

（3）试行标准　正在试用期间的标准。

（4）草案标准　批准发布以前的标准征求意见稿、送审稿和报批稿。

4. 按标准法规性划分

（1）强制性标准　是指依靠国家法律法规和行政手段保证执行的标准。它包括基本保障类标准和宏观调控类标准。

（2）非强制性标准　也称推荐性标准，除强制性标准之外，其他的标准均属非强制性标准。对于非强制性标准，国际鼓励企业自愿采用。非强制性标准并非固定不变，在一定条件下，它可以转化为强制性标准。同样，根据需要强制性标准也可转化为非强制性标准。

（五）标准文献的特点

1. 明确的适用范围和用途。

2. 统一的产生过程、编制格式和叙述方法。

3. 可靠性和可行性。

4. 时效性。

5. 法规性。

（六）标准文献的作用

1. 标准文献是一种重要的科技出版物，通过标准可以了解世界各国的经济政策、技术政策、生产水平、加工工艺水平、标准化水平、自然条件、资源情况等。

2. 在科研、工程设计、工业生产、企业管理、技术转让等方面，采用标准化的概念、术语、符号、公式、量值、频率等有助于克服技术交流的障碍。

3. 采用国内外先进的标准可改进产品质量，提高工艺水平和技术水平。

4. 采用标准可以规范工程质量的鉴定、产品的检验、以标准为依据控制产品指标、统一试验方法等。

5. 采用标准可以简化设计、缩短时间、节省人力、减少不必要的试验计算、减少成本、保证产品质量。

6. 采用标准可以使企业与生产机构经营管理活动统一化、制度化、科学化和文明化。

（七）标准号

每份标准都有标准号，其一般形式为标准号＋顺序号＋制定（修订）年份。标准代号有三种。

1. 国际标准代号，如 ISO 表示国际标准化组织标准代号。

2. 国家标准代号，如 GB 和 GB/T 分别表示强制性和推荐性国家标准的代号。

3. 行业标准代号，如 JY 和 TY 分别表示教育和体育行业标准的代号。

三、中国标准及其检索

（一）中国标准的等级及其编号

1. 国家标准　其编号为代号＋标准发布顺序号＋发布年份。

GB×××× — ××，如 GB 7718—1994，强制性国家标准；

GB/T×××× — ××，如 GB/T 3860—1995，推荐性国家标准；

GB/Z×××× — ××，如 GB/Z 19963—2005，指导性国家标准；

GB/*×××× — ××，如 GB/* 1645—1998，降为行业标准而尚未转化的原国家标准。

2. 行业标准　其编号为行业代码＋标准发布顺序号＋发布年份。

FZ×××× — ××，为纺织行业标准；

FZ/T×××× — ××，为纺织行业的推荐标准。

其他行业标准代号，如 QC 汽车、HG 化工、DZ 地质、JT 交通等。

3. 地方标准　其编号为 DB（地方标准代号）＋省、市编号＋专业类号（以字母表示）＋顺序号＋年份。

如：DB/3204 – G24 – 98，其中"32"表示江苏省，"04"表示常州市，"G"表示某一专业，"24"为顺序号，"98"为年份。

4. 企业标准　其编号为以 Q 为分子（表示企业），以企业名称的代码为分母，企业代码既可以用汉语拼音字母，后面再加上顺序号和年份，即 Q/企业代号＋标准序号＋年号。

如："Q/BYP004—1994"为北京燕京啤酒集团公司生产的燕京啤酒的企业标准。

（二）中国标准文献的分类与检索

1. 中国标准文献的分类　分类体系以行业划分为主，由一级类目与二级类目组成，一级类目设 24 个大类：A 综合；B 农业、林业；C 医药、卫生、劳动保护；D 矿业；E 石油；F 能源、核技术；G 化工；H 冶金；J 机械；K 电工；L 电子技术；M 通讯、广播；N 仪器、仪表；P 建筑；Q 建材；R 公路与水路运输；S 铁路；T 车辆；U 轮船；V 航空、航天；W 纺织；X 食品；Y 轻工、文化与生活用品；Z 环境保护。

大类下设小类，即二级类目，二级类目采用两位阿拉伯数字表示，二级类目可设"00 ~ 99"共 100 个，如：

B00　农业、林业标准化、质量管理

B01　农业、林业技术管理

……

W00　纺织标准化、质量管理

W01　纺织技术管理

2. 中国标准文献的检索

（1）检索途径 分类途径、标准号途径。

（2）纸质检索工具 《中华人民共和国国家标准目录及信息总汇 2005》《国家标准目录和行业标准目录 1993》《中国国家标准汇编》《中国国家标准分类汇编》《中国标准化年鉴》。

四、标准数据库检索

标准文献检索包括国内标准文献检索和国外标准文献检索。这里仅介绍几种常见的国内标准文献检索的网站和数据库。

（一）全国标准信息公共服务平台

1. 平台简介 全国标准信息公共服务平台（www.std.gov.cn）是国家标准委标准信息中心具体承担建设的公益类标准信息公共服务平台（图 10-1），服务对象是政府机构、国内企事业单位和社会公众，目标是成为国家标准、国际标准、国外标准、行业标准、地方标准、企业标准和团体标准等标准化信息资源统一入口，为用户提供"一站式"服务。

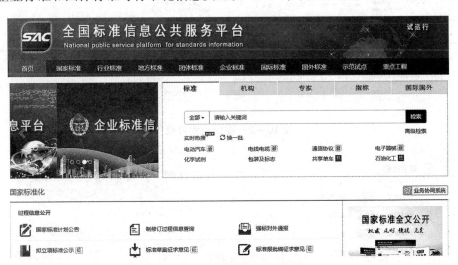

图 10-1 全国标准信息公共服务平台首页

平台是一个公益性资源服务平台，平台上的标准题录，公告、制修订过程信息都免费向社会公开，并且已经实现了国家标准的全文公开，随着平台建设的进一步发展，越来越多的行业标准和地方标准全文都会在这里或通过这里免费地看到。

平台是标准委组织建设，平台上的标准信息数据全部来自于国家标准委标准化工作管理系统所生成的数据信息或国际标准组织（ISO、IEC）、国外标准化机构、国内标准化机构授权使用的标准资源。

一直以来，企事业单位和社会公众想对国家标准文本内容或标准实施发表意见和建议，苦于没有很好的或者说畅通的信息反馈渠道，现在平台开通了，标准制修订工作进一步公开透明了，标准制定工作从立项开始，就能跟踪。公众可在标准立项公示阶段、标准征求意见阶段以及标准发布实施后各阶段发表意见和建议。通过信息反馈系统，直接传递给标准制定机构和管理机构。

平台有一支专业的数据团队，国家标准全文、国际、国外标准资源将在第一时间加工并发布，同时全国标准信息公共服务平台通过标准数据交换接口和国家标准制修订、技术委员会、行地标标准备案系统等进行数据实时交换。通过对全国标准信息公共服务平台的各种标准数据进行深度挖掘，建立跨层级的标准资源关联，用户可以通过技术委员会、起草单位、起草人等入口查询相关的国、行、地、国际国外标准。

2. 检索方法　目前有两个方法可以访问全国标准信息公共服务平台。

（1）浏览器地址栏直接输入平台域名"http：//www. std. gov. cn/"进行访问。

（2）在标准委网站（http：//www. sac. gov. cn/）首页点击"全国标准信息公共服务平台"链接访问。其高级检索界面及其检索结果分别见图10-2、图10-3。

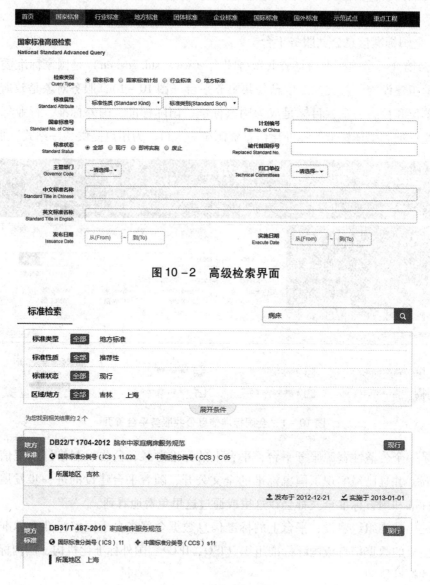

图10-2　高级检索界面

图10-3　检索结果页面

（二）万方-中外标准数据库

万方-中外标准数据库（Wanfang Standards Database，WFSD）包括标准文摘数据库和标准全文数据库，目前已成为广大企业及科技工作者从事生产经营、科研工作不可或缺的宝贵信息资源。该库收录了所有的中国国家标准（GB）、中国行业标准（HB）及国际标准化组织标准、国际电工委员会标准、欧美标准以及美、英、德、法等国国家标准和日本工业标准等各类标准信息，每月更新，截止 2018 年 3 月，共计 43 万多条。其中中国国家标准全文数据内容来源于国家指定的标准出版单位——中国质检出版社，具有专有出版性质；中国行业标准全文数据收录了机械、建材、地震、通信标准以及由中国质检出版社授权的部分行业标准；中外标准题录摘要数据内容来源于中国标准化研究院。

（三）NSTL 中外标准数据库

国家科技图书文献中心（NSTL）标准数据来源于中国标准化研究院标准馆，收藏 7 个国内外标准库：中国国家标准（GB）、英国国家标准（BS）、德国国家标准（DIN）、法国国家标准（AFNOR）、日本工业标准（JIS）、国际标准化组织（ISO）和国际电工委员会（IEC）制定的标准。提供标准号、标准名称等 5 个检索项，用户注册后可以通过系统进行原文传递。其网址为 http：//www. nstl. gov. cn/index. html。

（四）国家标准文献共享服务平台

国家标准文献共享服务平台即原来的中国标准服务网，是国家级标准信息服务门户，其标准信息主要依托于国家标准化管理委员会、中国标准化研究院标准馆及院属科研部门、地方标准化研究院（所）及国内外相关标准化机构。目前提供查询的数据库有 13 个：现行国家标准（GB）和行业标准（HB），国外先进标准，如英、法、美、德、日的国外标准以及国外著名行业标准，如美国机械工程师协会（ASME）、美国材料与试验协会（ASTM）、美国电气与电子工程师协会（IEEE）、美国保险商实验所（UL）等制定的标准，国际标准主要是国际标准化组织（ISO）和国际电工委员会（IEC）制定的标准。其网址是 http：//www. cssn. net. cn。

中国标准服务网的标准检索提供简单检索、高级检索、专业检索和分类检索（中国标准分类和国际标准分类）四种检索方式。高级检索提供标准号、关键词、标题等多个字段检索。

（五）深圳市标准信息公共服务平台

深圳市标准信息公共服务平台即原来的标准信息服务网，由深圳市标准技术研究院开发，拥有包括全套国家标准、行业标准、主要国际标准化组织标准、主要发达国家的国家标准、国外主要专业团体标准在内的 50 多万件标准文本，以及超过 470 个国内外标准化组织发布的超过 100 万条标准题录。提供一框式检索和专业版查询，其专业版查询可以通过题内关键词、国际分类码、国际标准分类号、标准组织等进行多功能组合查询，支持中英文双语查询，其"最新发布标准""即将实施标准"能以浏览的方式提供标准。其网址为 http：//www. standard. org. cn/。

（六）中国知网标准数据总库

中国知网提供的"标准数据总库"分为"中国标准题录数据库（SCSD）""国外标准题录数据库（SOSD）""国家标准全文数据库"和"中国行业标准全文数据库"。"中国标准题录数据库（SCSD）"收录了所有的中国国家标准（GB）、国家建设标准（GBJ）、中国行业标准的题录摘要数据，共计标准约 16 万条；"国外标准题录数据库（SOSD）"收录了世界范围内的重要标准，共计标准约 38 万条。"国家标准全文数据库"收录了由中国标准出版社出版的，国家标准化管理委员会发布的所有国家标准，占国家标准总量的 90% 以上。"中国行业标准全文数据库"收录了现行、废止、被代替及即将实施的行业标准。可以通过标准号、中文标准名称、起草单位、起草人、发布日期、中国标准分类号、国际标准分类号等检索项进行检索。其知网节细览页链接了相关的国内外标准、学术期刊、学位论文、会议论文、报纸、年鉴、专利和科技成果等，有助于了解每条标准的产生背景、最新发展动态和相关领域的发展趋势。其网址为 http：//kns. cnki. net/。

任务一　利用中国标准服务网检索有关"医院隔离技术规范"的标准文献

一、任务描述

应用简单检索。利用中国标准服务网的简单检索界面，检索有关"医院隔离技术规范"的标准文献。

二、操作步骤

1. 在百度输入中国标准服务网网址 http：//www. cssn. net. cn，进入中国标准服务网主界面（图 10 - 4）。

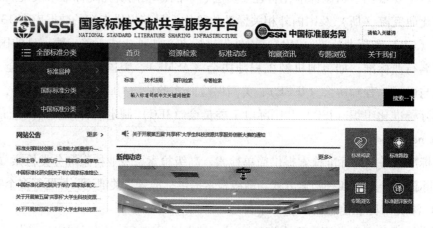

图 10 - 4　中国标准服务网首页

2. 点击"资源检索"进入检索界面。点击简单检索，进入简单检索界面（图 10 - 5）。中国标准服务网为用户提供了一站式的检索方式，用户可以直接在这里输入检索词进行检索。

3. 在检索框中输入"医院隔离技术规范"，然后点击"搜索"（图 10 - 5）。

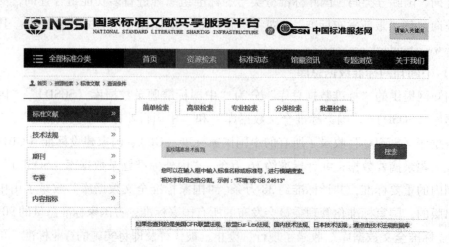

图 10 - 5　简单检索界面及检索式输入

4. 检索结果如图 10 - 6 所示。

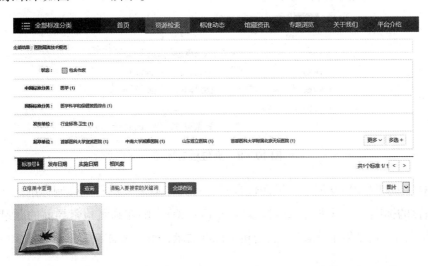

图 10 - 6 检索结果界面

任务二 利用标准信息服务网检索有关"血液"的标准文献

一、任务描述

应用高级检索和二次检索。利用中国标准服务网的高级检索界面检索有关"血液"的行业强制性标准文献，并用二次检索查询"血液储存要求"。

二、操作步骤

1. 在浏览器地址栏输入 http：//www. standard. org. cn/，进入标准信息服务网首页（图 10 - 7）。在检索栏右侧有两个按钮，点击"高级检索"，可以进入"高级检索"界面。

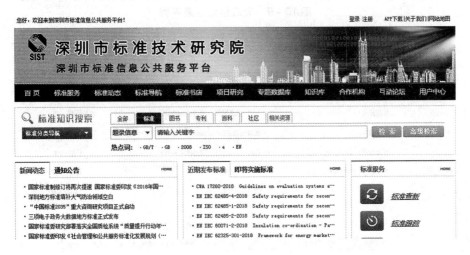

图 10 - 7 标准信息服务网首页

2. 在"高级检索"界面，题录信息框里输入"血液"，组织类别选择"行业标准02"，"标准性质"选择"强制标准"，然后点击"搜索"（图 10 - 8）。

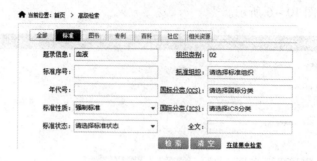

图 10 - 8　高级检索界面

3. 检索结果如图 10 - 9 所示。里面包含所有有关"血液"的行业强制标准。如果需要进一步关于储存的标准，可以进行二次检索（图 10 - 10）。即在高级检索界面的题录信息输入"储存"，然后点"在结果中检索"。点击相关标准文献，可进入详细信息页（图 10 - 11）。

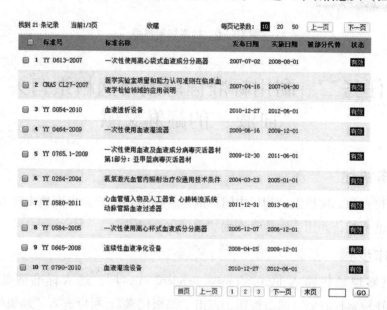

图 10 - 9　高级检索结果界面

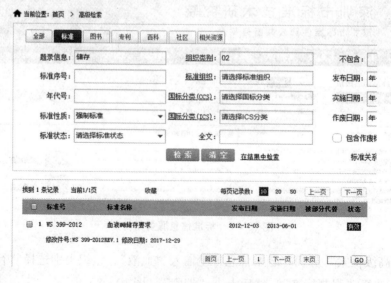

图 10 - 10　二次检索

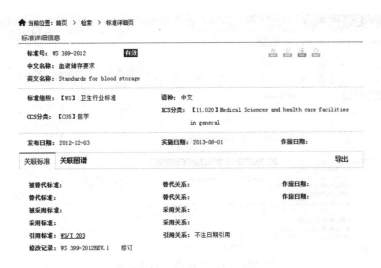

图 10 – 11 标准详细信息界面

任务三 利用国家科技图书文献中心检索有关 "中医诊疗术语" 的标准文献

一、任务描述

国家科技图书文献中心（NSTL）的中外标准数据库也可以查询相关标准信息，查询界面简洁。本任务应用其"快速检索"查询"中医诊疗术语"相关标准。

二、操作步骤

1. 在浏览器地址栏输入 http：//www. nstl. gov. cn/，进入国家科技图书文献中心首页（图 10 – 12）。检索功能必须注册用户并通过审核后登录使用。

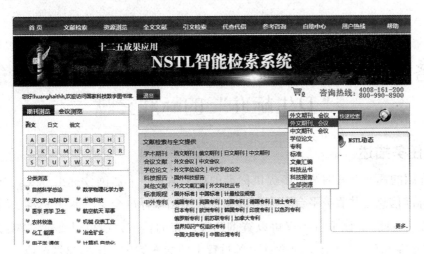

图 10 – 12 NSTL 检索界面

2. 在首页检索框输入"诊疗"，右侧选择栏选择"标准"，点击"快速检索"（图 10 – 13）。

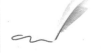

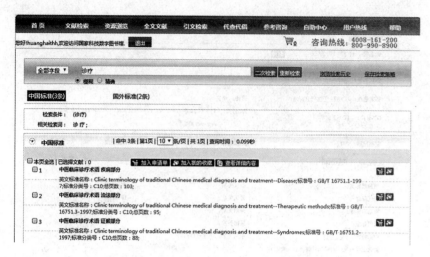

图 10 - 13　"诊疗"检索结果

3. 点击"中医临床诊疗术语　疾病部分",可以查看相关标准的详细信息（图 10 - 14）。

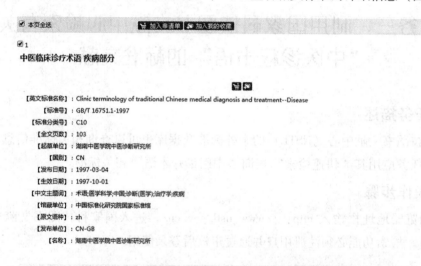

图 10 - 14　"中医临床诊疗"相关标准详细信息界面

任务四　利用全国标准信息公共服务平台检索有关"卫生标准"的标准文献

一、任务描述

上面介绍的标准查询网站大多提供标准的相关信息,无法阅读标准原文。利用新上线的"全国标准信息公共服务平台"则可以免费查阅国家标准全文（地方标准、行业标准等其他标准无法查阅）。该平台不仅可以查询已经颁布的标准,还可以查询"制修订过程信息",如"正在起草""正在征求意见"等过程中的标准信息,比如起草单位、起草人等的相关信息。本任务要求查询有关"卫生标准"的国家标准,分别查看正在起草的和正在批准的强制性标准。

二、操作步骤

1. 在浏览器地址栏输入"http：//www. std. gov. cn/",进入全国标准信息公共服务平台首页。并输入"卫生标准"，点击"检索"（图 10 – 15）。

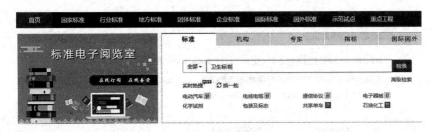

图 10 – 15　全国标准信息公共服务平台首页

2. 在结果页面，选择"国家标准计划""强制性""正在起草"，可以查询到两个结果（图 10 – 16）。

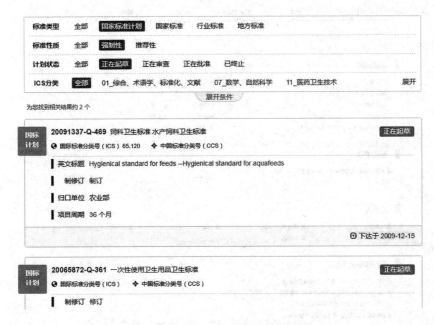

图 10 – 16　输入"卫生标准"检索结果

3. 如果选择"正在批准"，则可以看到正在批准的标准（图 10 – 17）。

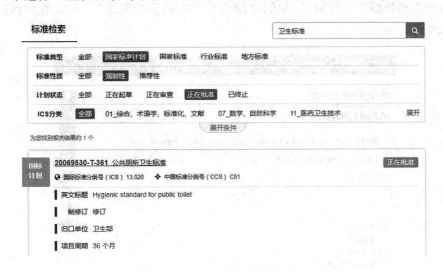

图 10 – 17　选择"正在批准"检索结果

4. 点击"公共厕所卫生标准"，可以看到该标准的详细信息（图 10 – 18）。

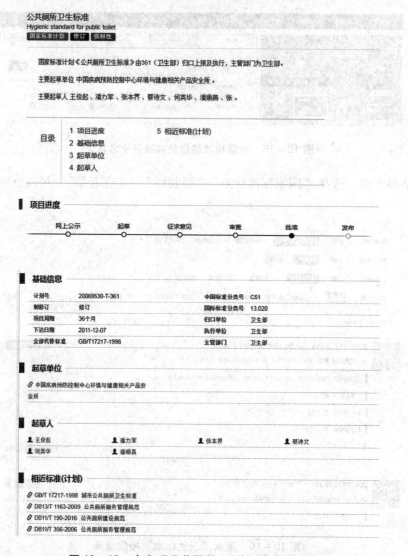

图 10 – 18　点击"公共厕所卫生标准"检索结果

　　5. 点击"相近标准（计划）"里的"城市公共厕所卫生标准"，可以看到该标准的详细信息（图 10 – 19）。

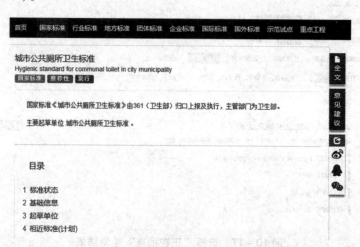

图 10 – 19　点击"相近标准（计划）"里的"城市公共厕所卫生标准"检索结果

6. 点击右侧"全文"链接,再点击"在线预览",可以查看"城市公共厕所卫生标准"全文(图10-20)。

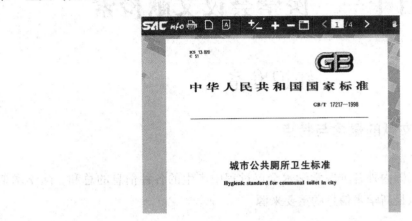

图10-20　查看"城市公共厕所卫生标准"全文

知识链接

国际标准化组织

国际标准化组织(International Organization for Standardization, ISO), ISO 的简称来源于希腊语"ISOS", 即"EQUAL"——平等之意。ISO 成立于1946年,中国是 ISO 的正式成员,代表中国参加 ISO 的国家机构是中国国家技术监督局(CSBTS)。

ISO 是一个全球性的非政府组织,总部设于瑞士日内瓦,包括162个成员国。是国际标准化领域中一个十分重要的组织。一般来讲,国际标准指 ISO、国际电工委员会(IEC)和国际电信联盟(ITU)制定的标准,以及国际标准化组织确认并公布的其他国际组织制定的标准。

ISO 与 IEC 有密切的联系, ISO 和 IEC 作为一个整体担负着制订全球协商一致的国际标准的任务, ISO 和 IEC 都是非政府机构,制订的标准实质上也都是自愿性的,这就意味着所制订的标准必须是优秀的标准,它们会给工业和服务业带来收益,所以相关机构都自觉使用这些标准。

信息技术方面的国际标准是由 ISO 和 IEC 组成的联合技术委员会,即信息技术标准化技术委员会(ISO/IEC JTC 1)负责制定的,通信方面的建议(ITU-T)是由国际电信联盟(ITU)负责制定的。近年发布的与 ITU-T 建议与 ISO/IEC 国际标准大多等同。

扫码"学一学"

项目十一 医学会议文献检索

知识准备

一、医学会议文献的概念与特点

（一）概念

医学会议文献是指国内外各种医学学术会议过程中产生的各种信息的总和，除学术期刊外，会议文献是获取最新学术信息的重要来源。

（二）特点

由于医学学术会议召开的目的是让医药卫生工作者交流经验、报告新发现和研究新问题，且高水平、高层次的医学会议都可能有著名的专家讲座、学术论文报告、小组交流等丰富的内容，因此会议文献具有内容新颖、专业性和针对性强、数量多、形式多样、发行分散、传递信息迅速等特点。

二、医学会议文献的类型

按照会议进程，可将会议文献分为会前文献、会间文献和会后文献。

（一）会前文献

会议召开前产生的文献，有会议通知、会议论文预印本、论文摘要等，往往会在会前或会议开始时发给会员。其中会议通知是参加学术会议和准备为会议提供论文必须查找的信息。

（二）会间文献

会议过程中产生的文献，包括议程、开幕词、闭幕词、会议记录、会议决议等。其中会议决议是会中重要材料，有的会后立即发表，有的不公开出版。

（三）会后文献

会议结束后，集结成册的会议录、论文集、会刊等。内容比较完整，编排比较系统。有可能不公开出版。

三、医学会议类网站、专业协会网站资源

（一）中国知网-中国学术会议网

中国学术会议网（http：//conf. cnki. net/）由中国知网主办。专为会议主办方、作者、参会者设计并开发的网络化学术会议服务平台。

给会议主办方提供的功能：①个性化会议网站——会议网站轻松自建，多种风格选择，二级域名提供；②稿件管理——征稿投稿审稿集成一体化；③在线注册参会功能——参会者轻松完成参会注册；④会议信息管理功能——参会者信息管理、查询、导出、下载；⑤会议信息统计分析功能——深度挖掘参会者情况，统计图表数据分析；⑥会议信息推送功能——会议信息将自动推送给数以万计的 CNKI 个人数字图书馆用户。

给作者提供的功能：①在线投稿——发现适合你的会议，轻松投稿；②在线注册——发现你想参加的会议，轻松注册参会；③获取最新信息——获得您所关注会议发布的最新通知、公告信息以及审稿录用、注册情况。

给参会者提供的功能：①在线注册——发现你想参加的会议，轻松注册参会；②获取

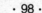

最新信息——获得您所关注会议发布的最新通知、公告信息以及审稿录用、注册情况。

（二）365 医学会议网

365 医学会议网可按时间、会议名称、论坛、讲题及专家查询会议日程，或在网站首页上浏览近期会议通知信息。其网址为 http：//www. 365huiyi. com/。

（三）EI 学术会议在线

EI 学术会议在线，以优化科研创新环境、优化创新人才培养、净化当前会议环境、努力为广大科技人员科学研究和学术交流提供一个可信赖的信息服务平台为宗旨。作为全球领先的中文科学类网站，致力于全方位服务华人科学家、高等教育界及其广大海内外科研人才，以网络平台为基础构建起面向全球华人科学家的网络社区，促进科技创新、学术交流和强大的科研人才流动。其网址为 http：//www. meetingonline. ac. cn/。

（四）艾会网

艾会网学术会议在线是学术会议信息发布和学术会议管理的平台，网站提供数据全面、分类翔实准确的会议信息。用户可以通过关键词、学科领域、办会机构、所在地区、时间等多种方式在艾会网查询、订阅国际和国内会议信息和动态。其网址为 http：//www. aconf. cn/。

（五）其他医学专业学会、协会及专业门户、论坛类网站

中华医学会，http：//www. cma. org. cn；

医学会议在线，http：//www. medig. com. cn；

好医生会议网站，http：//conference. haoyisheng. com；

医学会议 – 首席医学网，http：//qmed. net/links/link. php；

医脉通会议网，http：//meetings. medline. cn/；

正保医学教育网 – 医学会议中心，http：//www. med66. com/yixuehuiyi/。

（六）国外医学会议信息网站

医生指南 – 会议资源中心，http：//www. docguide. com/crc；

网医学会议预报，http：//www. medical. theconferencewebsite. com；

Medicon 医学会议预报，http：//www. medicon. com. au/；

HON 会议信息，http：//debussy. hon. ch/cgi – bin/confevent；

MeetingsNet 医学会议，http：//meetingsnet. com/medical – pharma – meetings/pharmaceutical – meetings。

四、利用搜索引擎检索医学会议信息资源

查找国内外医学会前信息资源，利用谷歌、百度等搜索引擎，以会议相关关键词进行检索，可查询国内外相关的学术会议信息。会议相关关键词中文可用会议、研讨会、学习班、讨论会和研修班等；英文可用 Conference、Congresses、Convention、Symposium 等也是一种可行的途径。利用关键词（Conference or Meeting or Symposium）and 主题词 and 时间，可进行会议文献的查找。

五、利用会议论文数据库检索会议信息

（一）CNKI 国内外重要会议论文全文数据库

CNKI 的国内外重要会议论文全文数据库重点收录 1999 年以来，中国科协系统及国家二级以上的学会、协会，高校、科研院所，在政府机关举办的重要会议及国内召开的国际会议上发表的文献。其网址为 http：//www. cnki. net/。

（二）万方会议论文数据库

万方数据知识服务平台的中国学术会议文献数据库（China Conference Paper Database, CCPD）由中文全文数据库和外文全文数据库两部分构成，以国家级学会、协会、研究会组织、部委、高校召开的全国性学术会议论文为主，每年涉及近 3000 个重要的学术会议。其网址为 http：//www. wanfangdata. com. cn/。

（三）NSTL 中外文会议论文检索

国家科技图书文献中心（National Science and Technology Library，NSTL）提供的检索数据库，包括中文会议文献和外文会议文献，主要收录 1985 年至今世界各主要学会、协会、出版机构出版的学术会议论文，目前有会议论文 730 余万篇。其网址为 http：//www. nstl. gov. cn/NSTL/。

（四）Web of Science

汤森路透公司的统一检索平台 Web of Science（原 ISI Web of Knowledge）提供了 Web of Science 核心合集数据库检索，其中包含 Science Citation Index Expanded（SCIE）、Conference Proceedings Citation Index – Science（CPCI – S）等数据库。医学会议论文主要收集在 CPCI – S 中。CPCI – S 前身是科学技术会议录索引（Index to Scientific & Technical Proceedings, ISTP），是美国科学信息研究所（Institute for Scientific Information，ISI）四大检索工具之一，是检索国外会议论文的重要工具，为有偿使用。

（五）其他常用国外医学会议论文数据库

OCLC PapersFirst 为国际学术会议论文索引，是联机计算机图书馆中心（Online Computer Library Center，OCLC）PapersFirst 检索系统中的一个数据库。它可以检索到自 1993 年 10 月以来"大英图书馆资料提供中心（BLDSC）"收录的 650 多万篇世界各地学术会议的会议论文，包括代表大会、专题讨论会、博览会、座谈会以及其他会议上发表的论文，可通过馆际互借获取全文。该库每 2 周更新一次。

OCLC Proceedings 为国际学术会议录索引，是 OCLC FirstSearch 中的一个数据库，也是 OCLC PapersFirst 的相关库，内容包括 BLDSC 在世界各地举行的学术会议上发表的论文的目录表。

另外，如 BIOSIS Preview（BP）、INSPEC（由英国机电工程师学会出版的权威性文摘索引数据库）、EI（工程索引）、SciFinder Scholar（《化学文摘》的数据库学术版）等涉及生物、科技、工程、化学化工等领域的文摘型数据库中也有专业性会议文献信息，且部分做有全文链接。通过这些数据库可以直接获得部分会议文献全文。

任务一　利用 CNKI - 国内外重要会议论文全文数据库检索有关"糖尿病"学术会议论文

一、任务描述

利用 CNKI – 国内外重要会议论文全文数据库检索 2017 年有关"糖尿病"的学术会议论文。

二、操作步骤

1. 打开 CNKI 首页，点击"会议"按钮（图 11 – 1）。

2. 在"主题"输入框中输入"糖尿病"，会议时间选择"2017 年 1 月 1 日到 2017 年 11 月 1 日"，点击"检索"（图 11 – 1）。

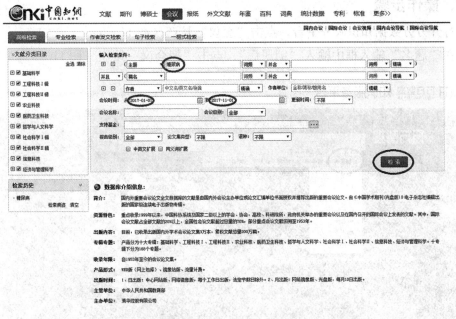

图 11 –1 中国知网"会议"检索界面及时间选择

3. 在检索结果页面中，可点击"下载"按钮下载论文，或点击"阅读"按钮直接阅读论文（图 11 –2）。

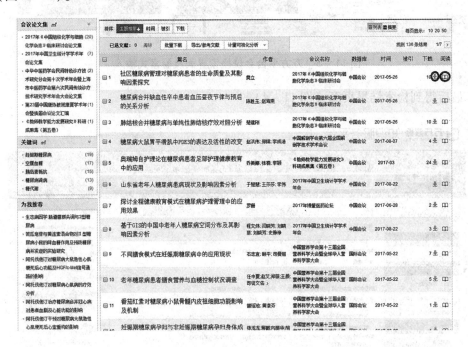

图 11 –2 检索结果界面

任务二 利用万方数据 – 中国学术会议文献数据库 检索有关"糖尿病"学术会议论文

一、任务描述

利用万方数据知识服务平台检索有关"糖尿病"的学术会议论文。

二、操作步骤

1. 打开万方数据知识服务平台，点击"会议"按钮（图11-3）。

2. 在"题名"输入框中输入"糖尿病"，点击"搜会议"按钮（图11-3）。

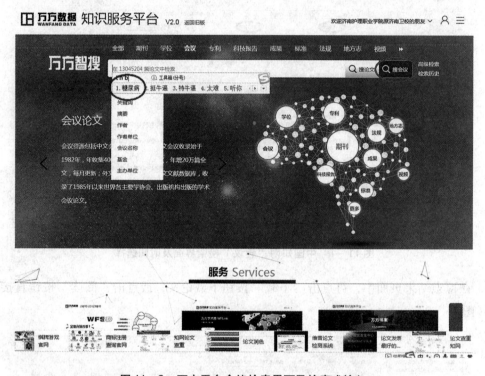

图11-3 万方平台会议检索界面及检索式输入

3. 最后得到检索结果页面（图11-4）。

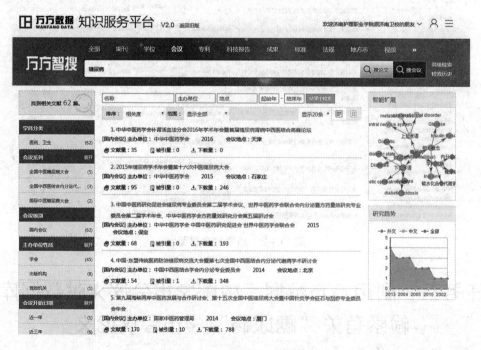

图11-4 检索结果界面

项目十二 学位论文检索

扫码"学一学"

知识准备

一、学位论文的概念与特点

学位论文是表明作者从事科学研究取得创造性的结果或有了新的见解，并以此为内容撰写而成、作为提出申请授予相应学位时评审用的学术论文。学位论文具有以下特点。

1. 内容的独创性与科学性　学位论文也是学术论文的一种，在内容上具有独创性和科学性。

2. 论述的系统性和详尽性　学位论文的系统性与图书不同，图书一般是围绕某个大问题进行系统论述，而学位论文则是围绕某个具体问题；同时由于其篇幅远远大于期刊论文，因此对研究的背景、材料与方法，以及结果与讨论都有详细的阐述。

3. 结构的固定性　学位论文结构比较固定，大部分包含封面、独创性声明、目录、中英文摘要、论文正文、参考文献及致谢。

4. 出版的多样性　学位论文一般不公开出版，以前部分学位授予单位的图书馆对纸质学位论文进行收藏、加工和利用，因此利用比较困难。随着各类数据库建设，学位论文大部分在网络上出版发布，不过仍有部分处于保密的目的不公开。

5. 论据的充足性　学位论文往往引用大量参考文献作为论述的依据，在提供信息的同时也有助于提供文献线索，帮助查找相关文献。同时它的参考文献多、全面，有助于对相关文献进行追踪检索。

二、学位论文的类型

1. 我国的学位论文分为学士论文、硕士论文、博士论文三种。

2. 按照研究方法，学位论文可分为理论型、实验型、描述型三类，理论型论文运用的研究方法是理论证明、理论分析、数学推理，用这些研究方法获得科研成果；实验型论文运用实验方法，进行实验研究获得科研成果；描述型论文运用描述、比较、说明方法，对新发现的事物或现象进行研究而获得科研成果。

3. 按照研究领域，学位论文可分为人文科学学术论文、自然科学学术论文与工程技术学术论文。

三、学位论文文献检索数据库

（一）万方数据 – 中国学位论文全文数据库

万方数据 – 中国学位论文全文数据库（China Dissertation Database，CDDB）与国内600余所高校、科研院所等学位授予单位合作，精选全国重点学位授予单位的硕士、博士学位论文及博士后报告，收录了自1980年以来的论文，部分回溯至1977年，每年增加约30万篇。内容涵盖理学、工业技术、人文科学、社会科学、医药卫生、农业科学、交通运输、航空航天和环境科学等各学科领域。其网址为 http://www.wanfangdata.com.cn/degree/toIndex.do。

（二）CNKI – 中国优秀博硕士学位论文全文数据库

CNKI – 中国优秀博硕士学位论文全文数据库（Chinese Selected Doctoral Dissertation and

Master's These Full – Text Databases，CDMD）是目前国内连续动态更新的学位论文全文数据库。目前，累积博硕士学位论文全文文献 300 万篇。全国 433 家博士培养单位的优秀博士学位论文和 722 家硕士培养单位的优秀硕士学位论文。其网址为 http：//kns. cnki. net/KNS/。

（三）NSTL 博硕士论文数据库

NSTL 提供中文学位论文和外文学位论文两个数据库，学科范围涉及自然科学各专业领域，并兼顾社会科学和人文科学，其中中文学位论文数据库主要收录了 1984 年至今我国高等院校、研究生院及研究院所发布的硕士、博士和博士后的论文。每年增加论文 6 万余篇，目前有学位论文 270 余万篇。外文学位论文数据库收录了美国 ProQuest 公司博硕士论文资料库中 2001 年以来的优秀博士、硕士论文，目前有学位论文 37 万余篇，有极少原文暂不能提供。其网址为 http：//www. nstl. gov. cn/。

（四）CALIS 高校学位论文库

中国高等教育文献保障系统（China Academic Library & Information System，CALIS）的高校学位论文数据库提供学位论文的文摘检索，全文需通过成员馆"文献传递"服务获取。收录包括北京大学、清华大学等全国著名大学在内的 83 个 CALIS 成员馆的硕士、博士学位论文，网站的学位论文中心服务系统提供中外文学位论文检索和获取，数据持续增长中。其网址为 http：//suo. im/1NjWKv。

（五）国外学位论文常用数据库

1. ProQuest Dissertations and Theses（PQDT） PQDT 是美国 UMI 公司出版的博士论文文摘数据库，涵盖文、理、工、农、医等各个学科领域，收录了 1637 年以来欧美 1000 余所大学的 270 万篇学位论文记录，是目前世界上最大和最广泛使用的学位论文文摘索引库。

2. FirstSearch WorldCatDissertations WorldCat 博硕士论文数据库（WorldCatDissertations）收集了 WorldCat 数据库中所有博硕士论文和以 OCLC 成员馆编目的论文为基础的出版物，涉及所有学科，涵盖所有主题。WorldCat 博硕士论文数据库最突出的特点是其资源均来自世界一流高校的图书馆，如美国的哈佛大学、耶鲁大学、斯坦福大学、麻省理工学院等，主要来自欧美几千所大学，共有博硕士论文 800 多万条。从高级检索的"互联网资源"中，可获 100 多万篇全文。

3. 网上免费的国外学位论文全文资源 主要有 4 种，分别为 EBSCO 美国博士论文档案数据库，访问网址 http：//search. ebscohost. com/；NDLTD 美国国家自然科学基金学位论文数据库，访问网址 http：//www. ndltd. org/；Theses Canada 加拿大学位论文，访问网址 http：//www. collectionscanada. gc. ca/；Trove 澳大利亚国家图书馆学位论文，访问网址 http：//trove. nla. gov. au/。

任务一 利用万方数据 – CDDB 检索学位论文

一、任务描述

利用万方数据 – CDDB 查找"钟南山"为导师指导的学位论文。

二、操作步骤

1. 打开"万方数据知识服务平台"首页，点击"学位"选项（图 12 – 1）。

2. 在输入框选项中点击"导师"，然后输入"钟南山"，最后点击"检索"（图 12 – 1）。

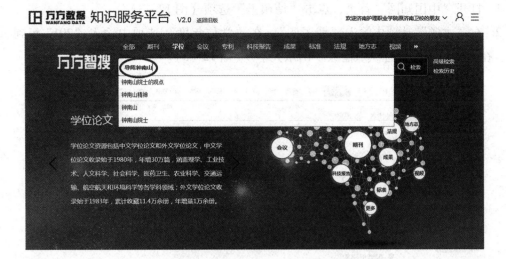

图 12 – 1　万方平台学位论文检索界面及检索式输入

3. 检索结果如图 12 – 2 所示。

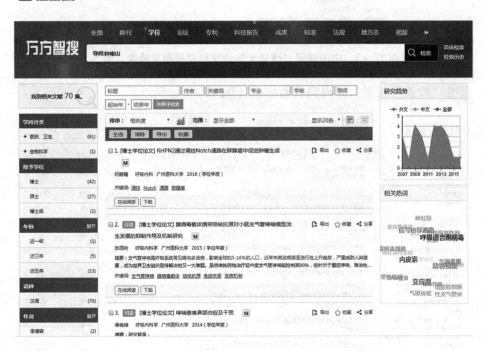

图 12 – 2　检索结果界面

任务二　利用中国知网 – CDMD 检索学位论文

一、任务描述

利用中国知网 – CDMD 检索 2017 年"山东大学"授予学位，有关"糖尿病"方面的学位论文。

二、操作步骤

1. 打开"中国知网"首页，点击"博硕士"选项（图 12 - 3）。

2. 在"主题"选项中输入"糖尿病"，在"学位年度"选项中输入"2017 年到 2017 年"，在"学位单位"选项中输入"山东大学"（图 12 - 3）。

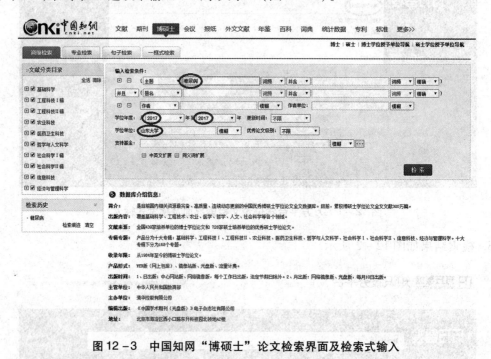

图 12 - 3　中国知网"博硕士"论文检索界面及检索式输入

3. 点击"检索"按钮，即得到检索结果（图 12 - 4）。

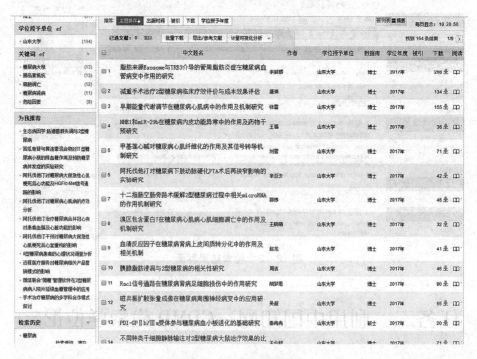

图 12 - 4　检索结果界面

项目十三　利用引文检索进行文献评价

知识准备

引文，即科技文献所引用的参考文献，是指为撰写或编辑科技文献而引用或参考有关文献资料的著录，通常附在论文、图书章节之后，有时也以注释（附注或脚注）形式出现在正文中。引文检索是一种以科技期刊、专利、专题丛书、技术报告等文献资料所发表的论文之后所附的参考文献的作者、题目、出处等内容，按照引证与被引证的关系进行排列而编制的索引。通过引文检索可查找相关研究课题早期、当时和最近的学术文献，可以了解文献之间的内在联系，揭示科学研究中所涉及的各个学科领域的交叉关系，协助研究人员迅速地掌握科学研究的历史、发展和动态；可以从文献引证的角度为文献计量学和科学计量学提供重要的研究工具，分析研究文献的学术影响，把握研究趋势，从而不断推动知识创新；可以较真实客观地反映作者的论文在科研活动中的价值和地位。

一、引文数据库简介

引文数据库，就是将各种参考文献的内容按照一定规则记录下来，集成为一个规范的数据集。通过这个数据库，可以建立著者、关键词、机构、文献名称等检索点，满足作者论著被引、专题文献被引、期刊、专著等文献被引、机构论著被引、个人、机构发表论文等情况的检索。常见的引文数据库有：科学引文索引（SCI）数据库（http：//webofknowledge. com）；社会科学引文索引（SSCI）数据库（http：//www. webofknowledge. com）；中文社会科学引文索引（CSSCI）数据库（http：//cssci. nju. edu. cn/）；中国科学引文数据库（CSCD）（http：//sciencechina. cn/）；中国引文数据库（CCD）（http：//ref. cnki. net/）。

（一）中国引文数据库

中国引文数据库（Chinese Citation Database，CCD），是依据中国知网收录数据库（包括中国期刊全文数据库、中国博硕士学位论文全文数据库、国内外重要会议论文全文数据库）及部分未收录重要期刊的文后参考文献和文献注释为信息对象建立的、具有特殊检索功能的文献数据库，主要功能包括引文检索、检索结果分析、作者引证报告、数据导出、数据分析器及高被引排序等功能。该数据库通过揭示各种类型文献之间的相互引证关系，不仅可以为科学研究提供新的交流模式，而且也可以作为一种有效的科研管理及统计分析工具。

（二）中国科学引文数据库

中国科学引文数据库（Chinese Science Citation Database，CSCD）。创建于 1989 年，收录我国数学、物理、化学、天文学、地学、生物学、农林科学、医药卫生、工程技术和环境科学等领域出版的中英文科技核心期刊和优秀期刊千余种。目前已积累从 1989 年到现在的论文记录 3714291 条，引文记录 38942322 条。

中国科学引文数据库内容丰富、结构科学、数据准确。系统除具备一般的检索功能外，还提供新型的索引关系——引文索引，使用该功能，用户可迅速从数百万条引文中查询到某篇科技文献被引用的详细情况，还可以从一篇早期的重要文献或著者姓名入手，检索到

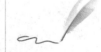

一批近期发表的相关文献，对交叉学科和新学科的发展研究具有十分重要的参考价值。中国科学引文数据库还提供了数据链接机制，支持用户获取全文。

（三）《科学引文索引》数据库

科学引文索引（Science Citation Index，SCI）、工程索引（EI）、科技会议录索引（Index to Scientific and Technical Proceedings，ISTP）是世界著名的三大科技文献检索系统，是国际公认的进行科学统计与科学评价的主要检索工具。其中以 SCI 最为重要。

美国《科学引文索引》于 1961 年由美国科学信息研究所（ISI）在美国费城创办出版的。科学引文索引以其独特的引证途径和综合全面的科学数据，通过统计大量的引文，然后得出某期刊某论文在某学科内的影响因子、被引频次、即时指数等量化指标来对期刊、论文等进行排行。被引频次高，说明该论文在它所研究的领域里产生了巨大的影响，被国际同行重视，学术水平高。由于 SCI 收录的论文主要是自然科学的基础研究领域，所以 SCI 指标主要适用于评价基础研究的成果。

二、引文相关概念

（一）引证文献

引证文献是指引用本文的文献，是学术论著撰写中不可或缺的组成部分，也是衡量学术著述影响大小的重要因素。

（二）引证关系图

引证关系图是一种示意图，使用各类可视化工具和技术显示论文和其他论文之间的引用关系（被引参考文献和施引文献），使用引证关系图可以分析哪些研究人员正在引用您的论文，也可以选择通过作者、出版年、期刊标题、学科类别等对检索结果进行组织和颜色编码。

（三）H－index

H－index 又称为 h 指数或 h 因子（h－factor），是一种评价学术成就的新方法，h 代表"高引用次数"（high citations），一名科研人员的 h 指数是指他至多有 h 篇论文分别被引用了至少 h 次，h 指数能够比较准确地反映一个人的学术成就，一个人的 h 指数越高，则表明他的论文影响力越大。

（四）即年指标（immediacy index）

即年指标是一个表征期刊即时反应速率的指标，主要表述期刊发表的论文在当年被引用的情况，具体算法为：即年指标＝该期刊当年发表论文在当年被引用的总次数/该期刊当年发表论文总数。

（五）影响因子（impact factor，IF）

影响因子是 ISI 的期刊引证报告中的一项数据，指的是某一期刊的文章在特定年份或时期被引用的频率，即某期刊前两年（S，T）内发表的论文在统计当年（U）的被引用总次数 X（前两年总被引次数）除以该期刊在前两年（S，T）内发表的论文总数 Y（前两年总发文量）。这是一个国际上通行的期刊评价指标。公式为：IF（U）＝（X（S，T）/Y（S，T））。

（六）总被引频次

总被引频次是指该期刊自创刊以来所登载的全部论文在统计当年被引用的总次数，该指标可以客观地说明该期刊总体被使用和受重视的程度，以及在学术交流中的作用和地位。

（七）他引

他引是指作者引用他人发表的文献，或某文献被他人引用。

（八）自引

主要是作者自引和期刊自引等。

三、检索操作界面介绍

（一）登录网址

从网址 www.cnki.net 进入中国知网主页，进入首页"引文检索"栏目（图13-1）。

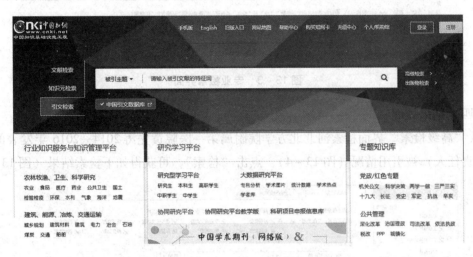

图13-1　CNKI引文检索界面

（二）高级检索

点击"高级检索"按钮，进入高级检索界面（图13-2）。高级检索提供被引题目、被引关键词、被引文献摘要、被引文献分类号、被引作者、被引第一作者、被引作者单位、被引文献来源（如被引刊名、被引会议录名称）、被引文献基金等9个检索途径和文献发表时间、被引时间2个时间范围设定。可在多个检索框中输入检索词，并选择字段之间的逻辑关系词（并含、或含、不含）。

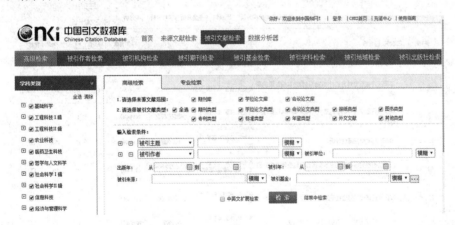

图13-2　高级检索界面

（三）专业检索

点击"专业检索"按钮，进入专业检索界面（图13-3）。专业检索即利用检索词、检索字段代码、逻辑关系符和优先符（即小括号）等构造检索式直接进行检索。专业检索适用于图书情报专业人员开展查新、信息分析等工作。

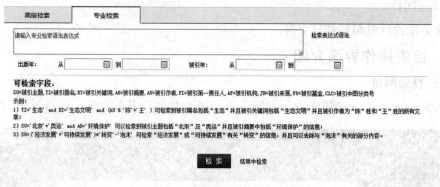

图 13-3　专业检索界面

（四）结果处理

从"高级检索"界面检索河北北方学院附属第一医院黄先涛2014—2016年发表的论文（第一责任人）被引用情况（图13-4），点击"检索"，可获得如下检索结果（图13-5）。

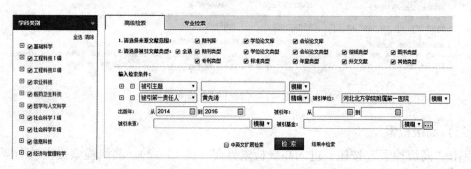

图 13-4　输入检索条件

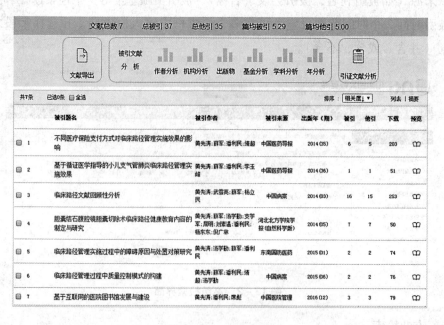

图 13-5　检索结果

任务 利用中国引文数据库检索"钟南山院士"的文献被引情况

一、任务描述

通过上面环节的详细介绍，大家对 CNKI 的引文检索方法有了初步了解。本任务要求大家进行高级检索，了解检索的基本操作步骤。

二、操作步骤

1. 地址栏输入"www. cnki. net"，进入主页，进入首页左侧"引文检索"栏目，在其页面右下方点击"中国引文数据库"，然后点击右侧"高级检索"按钮，进入高级检索界面。

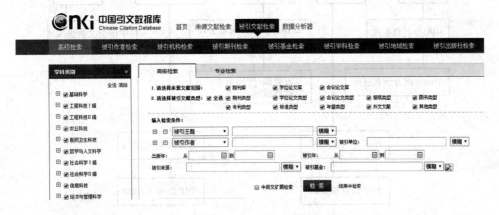

图 13 - 6 高级检索界面

2. 文献分类目录选择"医药卫生科技"，在"被引第一责任人"检索框中输入"钟南山"进行精确检索，获得检索结果（图 13 - 7）。

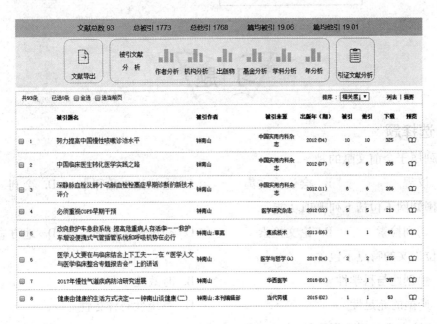

图 13 - 7 高极检索结果

本模块小结

本模块主要介绍了专利、标准、会议、学位论文等特种文献的检索方法以及引文检索的方法。特种文献是指出版发行和获取途径都比较特殊的科技文献。特种文献一般包括会议文献、科技报告、专利文献、学位论文、标准文献、科技档案、政府出版物七大类。特种文献特色鲜明、内容广泛、数量庞大、参考价值高，是非常重要的信息源，在医学文献检索中占有重要地位。还介绍了利用中国知网中国引文数据库进行引文检索的方法，对网址登录、高级检索、专业检索进行了简述。本模块知识结构图如下：

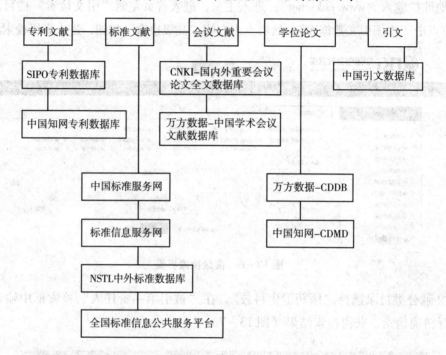

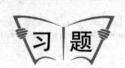

一、选择题

1. 下列属于会前文献的是

    A. 议程   B. 会议论文集   C. 会议论文预印本   D. 会刊

2. 中国知网不包括下列哪项功能

    A. 期刊检索   B. 论文检索   C. 会议论文检索   D. 地方志检索

3. 学位论文的特点不包含

    A. 独创性与科学性   B. 时效性

    C. 论据的充足性   D. 系统性与详尽性

4. 学位论文不包括下列哪种

    A. 学位论文   B. 硕士论文   C. 博士论文   D. 博士后论文

5. NSTL 的全称是
    A. 国家科技图书文献中心   B. 中国优秀博硕士学位论文全文数据库
    C. 中国学位论文全文数据库   D. 中国知网

6. 学位论文按照研究领域划分，可分为人文科学学术论文、自然科学学术论文与
    A. 工程技术学术论文   B. 理工论文
    C. 农业科学论文   D. 天体物理学论文

7. 引文，即科技文献所引用的
    A. 学术期刊   B. 参考文献   C. 学术论文   D. 报纸

8. 中国引文数据库源数据库有
    A. 中国学术期刊全文数据库
    B. 中国学术期刊全文数据库、中国博士学位论文全文数据库、中国优秀硕士学位论文全文数据库
    C. 中国学术期刊全文数据库、中国重要会议论文全文数据库
    D. 中国学术期刊全文数据库、中国博士学位论文全文数据库、中国优秀硕士学位论文全文数据库、中国重要会议论文全文数据库

9. 中国引文数据库中高级检索界面下每个检索项找两个词之间可进行的组合正确的是
    A. 并含、或含、不含   B. 并且、或者
    C. 并且、不含、同句   D. 逻辑与、逻辑或、逻辑非

10. 影响因子是某期刊前 2 年发表的论文在统计当年的被引用总次数除以该期刊在前几年内发表的论文总数
    A. 1   B. 2   C. 3   D. 4

11. 中国引文数据库的检索方式有
    A. 一般检索、高级检索、专业检索
    B. 一般检索、高级检索、专业检索、一框式检索
    C. 高级检索、专业检索、一框式检索
    D. 一般检索、高级检索、一框式检索

12. 影响因子是 E·加菲尔德于什么年份提出的
    A. 1969 年   B. 1972 年   C. 1974 年   D. 1982 年

13. 当前，世界上最著名的引文检索工具是
    A. 中国引文数据库   B. 美国科学引文索引
    C. 中国科学引文数据库   D. 国际科学引文数据库

14. 中国引文数据库中高级检索的字段下拉列表中提供的四个选项不包括
    A. 被引题名   B. 被引关键词
    C. 被引文献摘要   D. 被引文献基金

15. 中国引文数据库的专业检索主要适用于
    A. 大学生   B. 图书管理员   C. 图书情报人员   D. 高校教师

16. 对中国引文数据库的检索结果分组浏览可以按照下列什么顺序进行
    A. 学科、发表年度、研究层次、作者和机构
    B. 学科、研究层次、基金、作者和机构

C. 学科、研究层次、基金、作者和机构

D. 学科、发表年度、研究层次、基金、作者和机构

二、思考题

1. 举例说明怎样利用 CNKI 国内外重要会议论文全文数据库检索会议论文。

2. 举例说明怎样利用万方会议论文数据库检索会议论文。

3. 举例说明怎样利用万方数据的中国学位论文全文数据库（CDDB）检索学位论文。

4. 举例说明怎样利用 CNKI 的中国优秀博硕士学位论文全文数据库（CDMD）检索学位论文。

5. 简述引文检索的主要作用。

6. 利用 CNKI 生成江苏医药职业学院宋建平教授发表论文的引证报告。

扫码"练一练"

（王新峰　刘方方　黄先涛）

附录

《中国图书馆分类法》简表

A　马克思主义、列宁主义、毛泽东思想、邓小平理论

B　哲学、宗教

C　社会科学总论

D　政治、法律

E　军事

F　经济

G　文化、科学、教育、体育

H　语言、文字

I　文学

J　艺术

K　历史、地理

N　自然科学总论

O　数理科学和化学

P　天文学、地球科学

Q　生物科学

R　医药卫生

　R0 一般理论

　R1 预防医学、卫生学

　R2 中国医学

　R3 基础医学

　R4 临床医学

　　R44 诊断学

　　R45 治疗学

　　R47 护理学

　　R48 临终关怀学

　　R49 康复医学

　R5 内科学

　R6 外科学

　R71 妇产科学

　R72 儿科学

　R73 肿瘤学

　R74 神经病学与精神病学

　R75 皮肤病学与性病学

　R76 耳鼻咽喉科学

R77 眼科学

R78 口腔科学

R79 外国民族医学

R8 特种医学

R9 药学

S 农业科学

T 工业技术

U 交通运输

V 航空、航天

X 环境科学、安全科学

Z 综合性图书

参考答案

模块一

1. A   2. D   3. B   4. C   5. A   6. D   7. C   8. A

模块二

1. A   2. D   3. B   4. B   5. B   6. C   7. C   8. B   9. D   10. C

11. A   12. A   13. D   14. C   15. C   16. D   17. A   18. C   19. C   20. C

21. C   22. A   23. B   24. C   25. C   26. A   27. D   28. B   29. A   30. D

31. B   32. D   33. A   34. A   35. C   36. B   37. A   38. C   39. B   40. C

模块三

1. A   2. A   3. C   4. B   5. D   6. D   7. A   8. B   9. A   10. A

模块四

1. C   2. D   3. B   4. D   5. A   6. A   7. B   8. D   9. A   10. B

11. C   12. B   13. B   14. D   15. C   16. D

参考文献

[1] 孙思琴, 张政宝, 楚存坤. 医学文献检索 [M]. 北京: 中国医药科技出版社, 2016.

[2] 陈红勤, 梁平, 杨慕莲. 医学信息检索与利用 [M]. 武汉: 华中科技大学出版社, 2014.

[3] 花芳. 文献检索与利用 [M]. 2版. 北京: 清华大学出版社, 2014.

[4] 顾萍, 谢志耘. 医学文献检索 [M]. 北京: 北京大学医学出版社, 2013.

[5] 郭继军. 医学文献检索与论文写作 [M]. 4版. 北京: 人民卫生出版社, 2013.

[6] 代涛. 医学信息搜集与利用 [M]. 2版. 北京: 人民卫生出版社, 2014.

[7] 刘方方, 易娟, 丁宁. 医学文献检索 [M]. 北京: 人民卫生出版社, 2016.